国家卫生健康委卫生发展研究中心　组

U0609913

县域慢性病管理能力提升
暨内分泌专科建设典型案例

主　编　黄二丹　刘远立

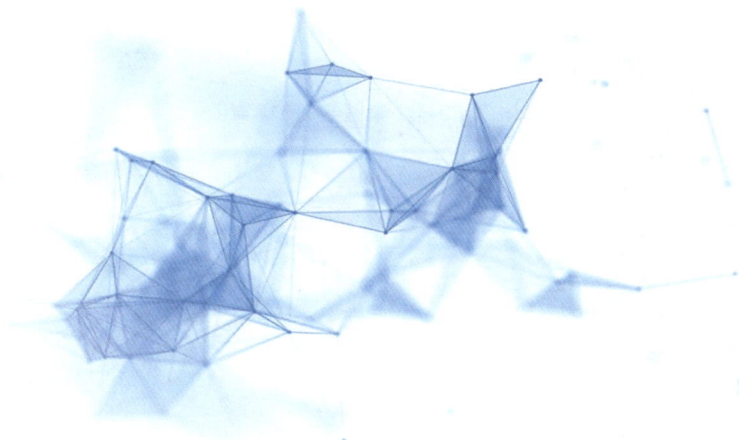

中华医学电子音像出版社
CHINESE MEDICAL MULTIMEDIA PRESS
北　京

图书在版编目（CIP）数据

县域慢性病管理能力提升暨内分泌专科建设典型案例/黄二丹，刘远立主编．—北京：中华医学电子音像出版社，2024.6

ISBN 978-7-83005-310-9

Ⅰ．①县…　Ⅱ．①黄…　②刘…　Ⅲ．①县－医疗卫生组织机构－慢性病－内分泌病－防治－案例－中国　Ⅳ.①R58

中国国家版本馆CIP数据核字（2024）第103441号

县域慢性病管理能力提升暨内分泌专科建设典型案例
XIANYU MANXINGBING GUANLI NENGLI TISHENG JI NEIFENMI ZHUANKE JIANSHE DIANXING ANLI

主　　编：	黄二丹　刘远立
策划编辑：	张　宇
责任编辑：	周寇扣
责任印刷：	李振坤
出版发行：	中华医学电子音像出版社
通信地址：	北京市西城区东河沿街69号中华医学会610室
邮　　编：	100052
E-Mail：	cma-cmc@cma.org.cn
购书热线：	010-51322635
经　　销：	新华书店
印　　刷：	廊坊祥丰印刷有限公司
开　　本：	880mm×1230mm　1/32
印　　张：	6.375
字　　数：	121千字
版　　次：	2024年6月第1版　2024年6月第1次印刷
定　　价：	70.00元

内容提要

本书由国家卫生健康委卫生发展研究中心黄二丹研究员和中国医学科学院北京协和医学院卫生健康管理政策学院刘远立教授担任主编，在国家卫生健康委卫生发展研究中心开展的"县域内分泌专科建设暨慢性病管理能力提升典型经验研究"基础上，组织编委会通过文献研究、典型案例收集、现场调研和召开研讨会等方式，收集了100余篇县域内分泌专科建设案例，经过专家评审，从中选出28个典型案例，由编委会共同修改完善，汇集成册。本书共分为4个部分，包括"紧密型县域医疗卫生共同体背景下的慢性病管理"8个案例；"打造优势学科，提升县域内分泌专科能力"9个案例；"整合联动，提升基层慢性病管理能力"6个案例；"信息化引领，探索县域糖尿病健康管理医防融合新模式"5个案例。本书实用性、指导性强，适合从事基层慢性病管理的人员借鉴和参考。

编委会

主　　编　黄二丹　刘远立
副 主 编　张艳春　肖新华　沈　洁
编　　委

黄二丹　国家卫生健康委卫生发展研究中心
刘远立　中国医学科学院　北京协和医学院
张艳春　国家卫生健康委卫生发展研究中心
肖新华　北京协和医院
沈　洁　南方医科大学顺德医院
林春梅　国家卫生健康委卫生发展研究中心
张丽芳　国家卫生健康委卫生发展研究中心
秦江梅　国家卫生健康委卫生发展研究中心
李晋磊　中国医学科学院 北京协和医学院
徐　春　解放军总医院第三医学中心
阎德文　深圳市第二人民医院
李剑虹　中国疾病预防控制中心慢性非传染性
　　　　疾病预防控制中心
蒋　锋　上海交通大学

参编人员 （以姓氏笔画为序）

马　燕　北京市首都医科大学附属北京潞河医院

叶秋琴　江苏省常州市天宁区茶山街道社区卫生
　　　　服务中心

付礼甲　福建省龙岩市长汀县卫生健康局

朱振国　浙江省湖州市德清县卫生健康局

刘　瑛　云南省大理市第一人民医院

孙青松　江苏省溧阳市卫生健康局

牟　琴　新疆维吾尔自治区伊犁哈萨克自治州新
　　　　源县卫生健康委员会

杨　凯　江苏省泰州市靖江市季市镇中心卫生院

杨会芳　河北省石家庄市第二医院

杨维平　江苏省盐城市大丰人民医院

来岳标　浙江省杭州市萧山区卫生健康局

吴红艳　江苏省淮安市盱眙县人民医院

吴妙琼　广东省江门市开平市中心医院

吴钜凌　浙江省湖州市南浔区菱湖人民医院

张利恒　河南省平顶山市郏县卫生健康委员会

陈　芸　浙江省湖州市长兴县人民医院

陈　璐　浙江省宁波市宁海县第一医院

胡军侠　浙江省宁波市奉化区莼湖街道社区卫生
　　　　服务中心

钟　绍　江苏省昆山市第一人民医院

饶小胖　山东省青岛市城阳区人民医院

钱　国　浙江省宁波市象山县第一人民医院医疗
　　　　健康集团

徐齐恩　浙江省温州市洞头区卫生健康局

徐春平　江苏省常州市武进区卫生健康局

殷士良　河北省滦州市人民医院

屠伟平　浙江省绍兴市上虞人民医院

彭　雯　青海大学医学部

董　寅　浙江省台州市玉环市人民医院健康共同
　　　　体集团

靳重方　浙江省宁波市江北区外滩街道社区卫生
　　　　服务中心

前　言

慢性病已成为威胁我国居民健康的重要公共卫生问题。随着工业化、城镇化、人口老龄化进程的加快，以及生态环境、生活方式的快速变化，慢性病负担越来越重。因此，《"健康中国2030"规划纲要》《健康中国行动（2019—2030年）》《"十四五"国民健康规划》等文件相继明确将心脑血管疾病、癌症、慢性呼吸系统疾病和糖尿病等作为重大慢性病，应加强对上述疾病的防控和救治力度。党的二十大报告提出"加强重大慢性病健康管理，提高基层防病治病和健康管理能力"。

糖尿病作为四大慢性病之一，其治疗率和控制率依然较低。《中国居民营养与慢性病状况报告（2020）》指出，我国18岁及以上居民糖尿病患病率为11.9%，患病知晓率为38.0%，治疗率为34.1%，控制率为33.1%，农村居民糖尿病患病知晓率、治疗率、控制率均低于城市。因此，加强县域内分泌专科建设，有效提升糖尿病管理能力，是县域内各级医疗卫生机构的重点任务。

在加强县域内分泌专科建设、提升糖尿病管理能力过程中，各地医疗卫生机构积极探索，一些改革先锋地区、县域医疗卫生共同体（以下简称"医共体"）牵头医院和基层医疗卫生机构敢于在政策上突破，勇于在工作上创新，形成了独具特色的内分泌专科建设和糖尿病管理模式。整体上，全国内分泌专科建设和糖尿病管理能力提升进程不一、发展不平衡，典型案例具有示范引领作用，能为其他改革地区提供参考和借鉴。因此，总结、挖掘和推广典型地区经验，对推动各地加强县域内分泌专科建设、提升糖尿病管理能力，具有重要的作用和意义。

基于上述背景，国家卫生健康委卫生发展研究中心组织开展了"县域内分泌专科建设暨慢性病管理能力提升典型经验研究"。通过文献研究、典型案例收集、现场调研和召开研讨会等方式，编委会共收集到全国 10 多个省（区、市）的案例 100 余篇，其中浙江省和江苏省提供了近一半素材，两省的典型地区在我国县域慢性病管理能力和内分泌专科能力建设中显示出引领性作用。案例筛选与编辑过程中，重点关注案例的创新性、可操作性和撰写质量，经过专家评审，编委会与典型地区共同修改完善，最终选出 28 个典型案例汇集成册。本书共分为 4 个部分，包括"紧密型县域医疗卫生共同体背景下的慢性病管理" 8 个案例；"打造优势学科，提升县域内分泌专科能力" 9 个案例；"整合联动，提升基层慢性病管理能力" 6 个案例；"信息化引领，探索县域糖尿病健康管理医防融合新模式" 5 个案例，各部分按照行政区划排序。

感谢各地卫生健康行政部门、县域医共体牵头医院、基层医疗卫生机构和有关专家提供的典型案例材料，感谢各位专家对典型案例的精心筛选。编委会将继续围绕有关专题编写典型案例，欢迎各地踊跃投稿。鉴于时间和水平所限，本书难免存在不足之处，敬请各位读者提出宝贵意见。

2024 年 5 月

目　录

第一部分

紧密型县域医疗卫生共同体背景下的慢性病管理

推进医疗卫生共同体建设，强化慢性病全程健康管理

江苏省盐城市大丰人民医院

2020年，江苏省盐城市大丰区从基层慢性病管理入手，将紧密型县域医疗卫生共同体（以下简称"医共体"）建设与慢性病管理有机融合，坚持"干预危险因素、早期筛查管理、严防致残致死"的总体原则，全面推进慢性病医防深度融合，促进区、镇、村三级联动，取得初步成效。

一、主要做法

（一）优化干预手段，提高慢性病综合干预效果

1. 强化关口前移 2020—2021年，大丰区开展了第一周期全民健康体检。2022年1月，大丰区委、区政府在江苏省率先出台《大丰区卫生健康事业高质量发展实施意见》，成立慢性病全程健康服务中心，推动高血压、糖尿病、心脑血管疾病等慢性病高危人群和确诊患者归口治疗

管理。按人均200元的标准精选体检项目，免费为65岁以上人群提供健康体检。同时，成立村（居）公共卫生委员会，提供专项工作经费，增强群众慢性病自我管理意识和水平，推动慢性病预防关口前移。

2. **突出综合干预**　遴选骨科、康复科、外科等专业基础较好的基层医务人员，参加由江苏省体育局、江苏省卫生健康委员会组织的运动处方培训班，接受80学时的系统训练，累计培训4人。大丰区城西、大中2个社区卫生服务中心率先开展健康运动干预，在药物治疗基础上，充分发挥运动在慢性病防治中的重要作用。

3. **保障用药安全**　建设处方前置审核系统，对不合理的处方自动过滤。基层医疗卫生机构试行安装人工智能（artificial intelligence，AI）拦截系统，对重复用药、重复检查自动弹窗提醒，避免不合理用药。加强对家庭药师的培训，大丰区共有12人取得家庭药师证书，通过组织开展"家庭药师进千家"活动，重点对患2种以上慢性病、服用5种以上药物、长期服用高警示性药物的人群进行评估、监测，避免发生药物不良反应。

（二）坚持上下贯通，强化慢性病综合服务能力

1. **发挥牵头医院"龙头"作用**　医共体牵头医院成立全科医学科，并下设二级科室——慢性病管理中心。选派具有高级职称的医务人员参加全科医学理论和实践学习

培训，转变医务人员的服务理念。明确慢性病管理中心功能定位，重点管理病情复杂的慢性病患者，特别是住院频次高、指标控制差、危险因素多的患者，重点加强对糖尿病严重并发症、脑卒中术后恢复期、心房颤动（以下简称"房颤"）和心、脑血管事件患者的干预。同时，通过点对点服务，为基层患者提供合理的诊疗方案及干预指导。此外，发挥示范作用，对医院附近住所的患者进行自愿管理，提高规范化管理水平，为基层医疗卫生机构做好表率。

2. 开展务实培训　投入近300万元购进智能化模型设备，打造标准化基层卫生技术人员培训基地。分批、分期将镇、村两级医生送至基地接受脱产操作培训，提高其心脏听诊、神经系统检查、足背动脉搏动、眼底照相仪操作等实用性专科检查技术。同时，选送区、镇两级医生赴复旦大学附属上海中山医院进修，接受为期6个月的专科同质化培训，累计已完成进修培训120人。

3. 推进资源共享　不断提高区域心电图检查覆盖率，让每个高血压患者每年有机会得到一次检查，及时发现房颤等并发症。将检验报告出具单位统一为"大丰区临床检验中心"，避免标注区医院而弱化基层医疗卫生机构的品牌影响力。将乡镇卫生院计算机体层成像（computed tomography，CT）设备全覆盖作为实事工程，并于2024年上半年全部配备到位。对没有医学影像学诊断医生的基层医疗卫生机构均实行"镇检查、区诊断"，保证检查结果的准确性。所有基层医疗卫生机构全部配备眼底照相仪，无眼科医生的机构，可将眼科检查图像发送至盐城市大丰区人民医院糖尿病视网膜病变诊治中心进行集中诊断，并根据病变程度实行分级管理。

4. 推动专家下沉　医共体牵头医院根据成员单位的实际需求，将心血管科、内分泌科等科室的16名专家分派到基层医疗卫生机构提供医疗服务，每周不少于半天，并延伸服务到村。通过贤医回报乡亲、牵头医院牵线搭桥大型三甲医院专家到基层义诊等形式，增强了群众的获得感。同时，将上级医院专家纳入家庭医生团队，提升了家庭医生团队整体服务能力。

（三）落实政策措施，完善慢性病综合保障机制

1. 落实医务人员激励　2年为一个周期遴选医疗骨干人才，当选人数占卫生技术人员总数的10%，当选的省、区医疗骨干人才每年分别给予4万元、2万元奖励；当选的村医每年给予5000元奖励。由于慢性病全程管理的数量及效果是重要的评价指标，故慢性病管理医生当选医疗骨干人才具有明显优势。同时，将家庭医生签约服务经费扣除成本后的70%用于团队人员的补偿激励。鼓励医共体牵头医院医务人员利用业余时间下基层服务，正高级职称、副高级职称、中级职称的医生分别按每小时80元、70元、60元标准给予补助；在基层连续工作1个月以上者，按实际

工作日每天给予100元补助。

2. **稳定医保支持举措**　大丰区医疗保障局每年在门诊统筹外再安排500万元专门预算用于支付家庭医生签约服务费，对符合医保政策的家庭医生签约项目按门诊补偿比例测算支付金额。当年年底根据卫生健康行政部门考核的结果支付，该政策已连续执行8年。此外，将高血压、糖尿病纳入门诊慢性病报销政策中，患者在一、二、三级医疗机构就诊报销的比例分别为70%、60%和50%，年度累计报销医疗费用最高限额为3000元/人。

3. **以结果为导向进行激励**　在基本公共卫生服务项目资金方面，坚持以结果为导向进行考核补助。对血压控制率在区域平均水平以上的患者按每例65元给予补助，对血压控制率在区域平均水平以下的患者按每例40元给予补助；对血糖控制率在区域平均水平以上的患者按每例105元给予补助，对血糖控制率在区域平均水平以下的患者按每例80元给予补助；对接受远程会诊的对象，给予每例次15元补助；对年度未发生急性并发症住院患者再给予25元补助。

二、工作成效

（一）慢性病患者病情得到有效控制

截至2022年底，大丰区糖尿病患者规范管理率达

67.6%，血糖控制率达44.1%，较2019年有较大幅度提高。同时，高血压、糖尿病的新发患者人数、慢性病严重并发症发生数均呈现下降趋势，脑卒中、急性心肌梗死发生的例数减少。

（二）基层诊疗占比稳步提高

2022年，大丰区基层诊疗的占比已达74.1%，这与慢性病在基层诊疗的关联性较大。慢性病基层首诊分级诊疗模式已基本形成。

（三）医保基金得到有效节约

项目实施前后，门诊、住院慢性病患者就医费用均得到有效控制，纳入慢性病全程健康管理人群的门诊人均费用、住院率、住院天数、人均住院费用等指标均优于未管理人群。该项目的实施节约了医保基金，提高了医保基金的有效利用率。

案例2

上下联动、医防融合，开启县域医疗卫生共同体下糖尿病防治管理新模式

浙江省宁波市宁海县卫生健康局

　　糖尿病是《健康中国行动（2019—2030年）》重点防控的四大慢性病之一，已成为威胁人类健康的重要慢性病。世界卫生组织预测，到2035年，全球糖尿病患者人数将从目前的3.82亿增至5.92亿。随着社会老龄化加剧和不良生活方式等的影响，中国糖尿病患者数量已居世界第一。为响应《健康中国行动（2019—2030年）》的号召，助力糖尿病防治行动落地实施，浙江省宁波市宁海县坚持以基层为重点、发挥县级综合性医院的专科优势，探索医共体下的糖尿病医防融合管理新模式。

一、主要做法

（一）专科引领、技术下乡，强化基层人才队伍建设

加强县级"龙头"医院内分泌重点学科建设，打造一支集临床、教学、科研及管理为一体的团队，为县域内糖尿病慢性病管理不断输送专业人才。针对基层糖尿病防治队伍中公共卫生、专科骨干人员等人手不足或专业性不强等现象，由宁海县糖尿病防治临床指导中心挂牌，宁海县第一医院牵头，提供技术支持及专家下沉，使糖尿病诊治管理规范化、同质化、流程化。

1. **打造内分泌科县级重点扶持科室** 加强对宁海县糖尿病防治临床指导中心挂牌科室（宁海县第一医院内分泌科）的重点扶持科室建设，培养定向人才，形成团队骨干小组，积极发展亚专科及特色技术。目前，该科室胰岛素泵持续注射、动态血糖仪监测、糖尿病足治疗、全院血糖管理、糖尿病周围神经病变红光治疗等技术已非常成熟。另外，除内分泌科门诊外，还陆续开设了骨质疏松门诊、糖尿病护理门诊和肥胖门诊，专科医疗水平在宁海县内一直处于领先地位。

2. **定期开展糖尿病规范化诊治培训班** 为提高县域基层医务人员的糖尿病防治业务水平，掌握管理流程模式，

2020—2022年，宁海县糖尿病防治临床指导中心举办了8次"糖尿病规范化诊治培训班"和1次"糖尿病、高血压慢病管理"市级继续医学教育班，邀请市、县级医疗卫生机构专家，以讲课、指南解读、病例讨论等不同形式开展培训，为医共体实行"两慢病"（糖尿病、高血压）管理出谋划策，引领先进理念，提供技术指导，有效提高基层医务人员糖尿病规范化诊治技术水平。

3. 开展乡镇骨干医生模块化轮训　为加强全县乡镇卫生院全科医生的糖尿病慢性病规范诊治能力，推选乡镇卫生院骨干医生定期来糖尿病防治临床指导中心进行轮训。通过住院患者全面管理、教学查房、模块化技能培训项目等形式，完成实践、带教，加强基层医务人员临床诊疗技能，使多数患者能在乡镇卫生院接受高质量的治疗及随访管理。

4. 专家网络全覆盖，一对一包干到人　开展医共体全专科联合门诊，组织专家下沉至医共体所属的8家乡镇卫生院，明确1名专家负责1家乡镇卫生院的指导工作，形成自己的"包干区"。包干指导方式包括固定坐诊"糖尿病全专科联合门诊"、讲课、病例讨论等形式，促进糖尿病诊治规范化，推广适宜技术。同时，糖尿病防治临床指导中心专家参与乡镇卫生院家庭医生签约服务工作，实现专家效应和"传帮带"效应。

（二）树立标杆、全面辐射，打造慢性病一体化门诊

2021年，宁海县在医共体内选取较成熟、有基础慢性病管理能力的乡镇卫生院，打造品牌标杆，助推慢性病医防融合改革。其中，力洋镇中心卫生院于2022年7月完成"慢性病一体化门诊"的建设，以此为契点，通过强化诊前"医生助手"功能和诊后"线性管理及追踪干预"功能，真正实现慢性病管理与公共卫生服务的融合。

1. 诊前服务 包括专人进行电子健康档案建立与完善、慢性病的诊前随访、引导患者完成免费体检、家庭医生签约服务及目标人群的"三免三惠"健康服务。

2. 诊中服务 对"两慢病"医防融合实行了路径化管理，整合了27个动态监测项目（包括每次诊间项目、季度监测项目和年度监测项目），建立诊间管理服务清单和数字化诊疗管理路径，提供个性化的服务，定制个性化的用药和健康指导方案，出具健康评估报告，实现精准治疗。

3. 诊后服务 通过医院信息系统（hospital information system，HIS）大数据对患者信息进行回顾性资料整理与重塑，分析患者全年血压、血糖曲线变化等信息，录入专病档案，对需要特殊干预的患者落实联村团队开展追踪管理，引导患者参与慢性病自我健康管理。

（三）数字赋能、县域共享，助力糖尿病一体化管理

1. **完善健康档案，大数据互通助力随访管理**　在乡镇卫生院的患者随访管理时，除监测空腹血糖、血压、血脂等慢性病主要指标外，2022年已将糖化血红蛋白（glycosylated hemoglobin，HbAlc）检测纳入常规免费体检项目中，以便更精准地筛查糖尿病高危人群和糖尿病患者。同时对健康体检、慢性病就诊记录、慢性病健康档案在HIS信息平台上进行汇总，形成患者个人健康档案，在县域内互通共享，实现动态化一网管理。

2. **实现县域糖尿病管理一体化**　为全面实施糖尿病的临床路径化管理，规范诊疗行为，依托县域医共体，着手标准化代谢性疾病管理中心的建设，开展基于标准化代谢性疾病管理中心区域中心和基层中心相结合的糖尿病"1＋X"分层管理模式，利用慢性病一体化门诊，为患者提供县域内全周期的诊疗服务。

3. **县域双向转诊信息平台，有效推动双向转诊**　依托医共体内统一的信息系统集成平台，对于首诊基层医疗卫生机构需上转的患者、病情稳定需下转的患者及随访复查的患者，均可在信息平台上进行登记。向上预约专家门诊、预约住院时间，向下下转、随访均可一键完成，第一时间解决患者就诊、随访困难的问题，真正做到让患者"最多跑1次"。

二、工作成效

（一）打造了县级医院重点专科

通过县级牵头医院内分泌科重点扶持科室建设，打造了一支综合实力较强的医疗队伍，宁海县第一医院内分泌科成为宁海县最有影响力、最有特色、最有竞争力的专业学科。2022年，该院年收治住院患者1379人次，较2021年提高了1.60%；内分泌专科门诊就诊量为26 303人次，较2021年提高了22.48%；糖尿病护理门诊高效运行，平均每月就诊量为100～120人次。

（二）提高了糖尿病患者规范管理率

2022年，宁海县糖尿病患者管理人数为17 180例，目标任务完成率为100%，糖尿病患者规范管理率为69.25%、控制率为61.07%，全部达到宁波市疾病预防控制中心的任务要求。

（三）促进了一体化门诊与公共卫生服务的深度融合

2023年，力洋镇中心卫生院日均慢性病就诊量为120人次、日均诊间随访量为48人次，分别比2022年增加了45人次和32人次。2023年，规范化电子健康档案覆盖率为74.8%、高血压患者规范管理率为68.5%、糖尿病患者规范管理率为69.9%，分别比2022年提高了11.5%、7.4%和6.2%。通过慢性病一体化门诊一站式的服务模式管理，患者依从性有效增强，慢性病管理质量得到提高，居民的就医获得感和满意度得到有效提升，也促进了公共卫生工作的扎实推进。

（四）促进了医共体双向转诊制度的完善

县域医共体双向转诊平台运转顺畅，2022年，上转患者4406人次、下转患者2334人次，其中，"两慢病"患者下转782人次，分别比2021年提高了30.36%、38.68%和40.66%。

案例3

持续深化"两慢病"改革，打造基层卫生健康管理"海岛样板"

浙江省温州市洞头区卫生健康局

2020年，浙江省温州市洞头区作为国家县域医共体背景下慢性病管理的5个试点县之一，通过强化要素供给、做优基层医疗卫生服务、深化绩效改革等措施深入推进"两慢病"改革。2022年，区内基层医疗卫生机构就诊率达到80.4%，高血压和糖尿病患者规范管理率分别达71.27%和70.49%、血压和血糖控制率分别达64.24%和66.18%，均高于全市平均水平。

一、强化"三医"联动，落实要素保障供给

（一）联动医保，强化资金保障

探索支付方式改革，将医共体作为一个整体，实行医保费用总额结算制度，建立"结余留用、合理超支分担"的责任共担机制。与医保联动实行基层门诊按人头支付方

式，将城乡居民人头定额标准从110元提升至140元，增加的300万元预算用于基层慢性病免费药品支出费用。2022年，医保资金结余部分的60%归基层医疗卫生机构留用，基层医疗卫生机构可分到70.8万元。

（二）联动医药，推广免费药品

自2020年8月起，洞头区基层医疗卫生机构实行"两慢病"免费用药政策，经过2次调整，免费用药的药品目录从"7＋3"（即7种治疗高血压药物和3种治疗糖尿病药物）扩增至"12＋7"（即12种治疗高血压药物和7种治疗糖尿病药物）。2022年，免费用药的金额为189.3万元，政策受益人数达8658人，占签约"两慢病"患者的94.8%，占洞头区"两慢病"患者的65%以上。据统计，2022年，使用免费药品的"两慢病"患者的人均年医疗总支出较未使用免费药品者少2632元。

（三）联动医院，下沉人力资源

洞头区人民医院将5名骨干医务人员下派到基层医疗卫生机构担任院长和副院长，在医共体背景下实现统一管理模式，落实开展区、乡两级慢性病全专联合门诊。借助第五代移动通信技术（5th generation mobile communication technology，简称"5G"）云诊室，省、市、区三级医院专家可为离岛"两慢病"患者提供远程问诊服务。目前，离岛鹿西乡已常态化运行5G云诊室。2022年，洞头区"两慢病"联合门诊的诊疗量为31 213人次，同比提高了5.1%。

二、做优基层服务，提升慢性病管理服务能力

（一）优化就医流程，让患者"下得去"

统一打造慢性病就诊新流程，布局预检分诊、健康小屋、签约诊室"一体化"空间，构建诊前宣教、诊间健康处方、诊后随访的"一站式"慢性病管理服务模式。在洞头区北岙、元觉、霓屿社区卫生服务中心创建标准化慢性病管理中心，开展慢性病诊前、诊中、诊后干预的精细化管理。目前，已有5家慢性病管理中心投入使用，打造1家慢性病签约服务阵地。2022年，区级医疗卫生机构"两慢病"的门诊量为26 823人次，较2019年下降了2.5%；住院量为531人次，较2019年下降了15.3%。二级医院门诊就诊比例从2019年的28.5%下降至2022年的19.7%，真正做到了让患者"下得去"。

（二）提升业务能力，让基层"接得住"

医共体定期开展"两慢病"模块化培训，并实行门诊跟学、住院带学、授课教学培训，提升基层医疗卫生机构对慢性病的管理能力。投入1300余万元打造医共体信息化

系统（2.0版本）和基层补偿信息化系统，实现诊疗信息互联共享、远程诊疗实时会诊、互联网线上医疗服务等相关内容。2022年，基层医疗卫生机构"两慢病"的门诊量近11万人次，较2019年提高了58.73%；"两慢病"患者在基层医疗卫生机构的就诊率达80.35%，较2019年提高了8.82%。

（三）优化签约服务，让慢性病"控得好"

将"两慢病"免费用药、药品第三方配送、长期处方、眼底检查、中医保健服务等纳入签约服务包，有效扩展了慢性病签约管理项目。试点签约患者慢性病精细化管理"百人免百万"活动，开发慢性病医防融合管理小程序，通过信息化管理提升二、三类慢性病患者管理依从性和实效性。2019—2022年，签约管理的高血压患者体检血压正常的比例由37.4%稳步提高至45.4%；签约管理的糖尿病患者体检血糖正常的比例每年均保持在40%以上。

三、深化绩效改革，激发基层管理活力

（一）在基层补偿机制改革方案中突出"治"

开展基层医疗机构补偿机制改革，提升"两慢病"工作的比例，将"两慢病"门诊、转诊、住院当量设置为普通门诊和住院当量的1.5倍。将"药品第三方配送""慢性

病长期处方"等项目纳入工作绩效体系中，分别赋予1.5个当量和2.0个当量。2022年，基层医疗卫生机构开具"两慢病"长期处方5898张，开展药品第三方配送627次，"两慢病"的诊疗量占总诊疗量的33.08%；"两慢病"相关的工作绩效当量占医疗类当量的26.22%。

（二）在家庭医生考核中强化"管"

制定并及时调整《温州市洞头区2022年家庭医生签约服务考核细则》（洞卫发〔2022〕10号）（以下简称"《洞头区考核细则》"），其中，"两慢病"工作考核指标占比不低于30%。《洞头区考核细则》对慢性病管理工作提出具体指标要求，如每年"两慢病"精细化升级版管理对象至少20人；普通"两慢病"患者每季度至少随访1次；慢性病住院患者院后随访管理患者占比不低于50%等。2022年，"两慢病"患者签约数较2019年提高了232.9%，家庭医生签约服务经费较2019年提高了151.9%。

（三）在医保资金分配中注重"量"

制定《医保结余资金分配考核方案》，将"两慢病"的家庭医生签约数量、免费药品使用人数、免费药品使用量、"两慢病"精细化管理人数作为重要考核指标，"两慢病"工作的占比高达70%。数据显示，基层医务人员因参加"两慢病"管理工作，人均每年增加收入约1万元。

案例4

织密扎牢"三张网"，谱写糖尿病医防融合工作新篇章

福建省龙岩市长汀县卫生健康局

　　福建省龙岩市长汀县以基层卫生健康综合试验区建设为契机，以改革创新全面推进糖尿病医防融合工作，着力构建"防-治-管-康"一体化服务链，织密扎牢糖尿病医防融合"三张网"，为人民群众生命健康提供坚强保障。

一、主要做法

（一）织密扎牢"能力网"，确保应治尽治

　　长汀县多措并举，综合施策，着力打造内分泌专科、慢性病一体化门诊，不断提升县域慢性病管理能力，让糖尿病患者有地方治病、治得好病。

　　1. 加强县医院（长汀县汀州医院）内分泌专科建设

　　（1）强化设备配备：配备胰岛素泵等先进设备，夯实治疗之基。

（2）强化软件应用：引进信息化血糖管理系统，实现血糖危急值预警，让临床医生、护士能够更及时、准确地为患者调整治疗方案、实施治疗措施，有效避免医疗、护理不良事件的发生。

（3）强化人才培养：从绩效方面对进修学习的医护人员给予支持与倾斜，使医护人员从"不愿去"到"主动去"。已有4名医护人员曾到省级及以上三级甲等医院进修、学习；与福建省立医院"结对"，重点帮扶建设内分泌专科，通过"师带徒"方式培养骨干人才2名。

（4）强化技术应用：开展胰岛素泵联合24小时动态血糖监测系统技术，即"双C"治疗糖尿病技术，填补长汀县糖尿病治疗技术的空白；开展糖尿病基因检测、糖尿病足早期筛查、疑难糖尿病足多学科协作管理模式等。

（5）强化多门诊建设：打造糖尿病专科护理门诊，为糖尿病患者建立数据库。定期为糖尿病患者开展健康教育，并指导其饮食、运动、胰岛素规范化注射、自我血糖监测、胰岛素泵管路维护。开展低血糖自救和防治能力等各种糖尿病知识培训。

2. 在乡镇卫生院聚力打造慢性病患者家门口的一站式综合服务门诊　在乡镇卫生院建立慢性病一体化门诊，实现诊前、诊中、诊后一站式综合服务。诊前提供筛查、健康指标监测服务；诊间提供治疗处方、体检、签约、随访；诊后提供健康教育、体检报告解读、复查通知等服务，实现对糖尿病患者全周期健康管理。有条件的乡镇卫生院还开展了眼底检查服务。

（二）织密扎牢"覆盖网"，确保应管尽管

依托紧密型县域医共体建设，以家庭医生签约服务为抓手，形成上下联动、县乡村"三位一体"完善的服务网络，实现服务全覆盖。

1. "一个联盟"促提升　组建糖尿病专病联盟，覆盖全县所有医疗卫生机构，由县医院内分泌专科主任担任盟主。通过联盟有计划地开展学术讲座、业务培训、会诊、病例讨论、教学查房等活动，举办沙龙等，有效提高长汀县糖尿病诊疗水平。

2. "两项制度"促规范　制定2型糖尿病患者双向转诊程序及管理办法，明确双向转诊的基本原则、转诊指征及程序，畅通村、乡、县三级转诊通道，乡镇卫生院可通过"绿色通道"直接转诊糖尿病患者到县医院内分泌科进一步诊治。对于符合下转指征的患者，将其相关病历资料下转至乡镇卫生院，并由乡镇卫生院进行后续的随访管理，实现无缝衔接；制定县医院参与家庭医生签约服务制度。县医院组建糖尿病专家团队，参与乡镇卫生院家庭医生签约服务，做到"全""专"结合，努力实现糖尿病同质化管理。

3. "三类人群"促管理　以家庭医生签约服务团队

（含乡村医生）为依托，通过网格化方式，对年龄在35周岁及以上的常住重点人群的健康进行摸底、筛查。根据筛查结果，分为三类人群，即健康人群、糖尿病低危人群和糖尿病高危人群，并根据不同人群建立台账，由家庭医生签约服务团队分标进行管理。家庭医生签约服务团队制定2型糖尿病患者一体化管理签约服务包（含基础包和个性包），同时按照《国家基本公共卫生服务规范》（第三版）和《长汀县基层医疗卫生机构慢性病医防融合精细化管理方案》，根据红、黄、绿标，为其提供相应的医防融合等服务。

（三）织密扎牢"教育网"，确保应教尽教

关口前移，扎实开展糖尿病健康教育和健康促进，降低糖尿病发病率，提高糖尿病控制率，树立"每个人是自己健康第一责任人"的理念。医疗卫生机构多措并举开展宣教活动。

1. 多形式宣传　利用网络、微信公众号、视频、手册、折页、专栏等多种形式开展健康知识宣传活动。

2. 举办健康沙龙　定期举办糖尿病健康沙龙，让人们了解更多的糖尿病有关知识及其危害，激发大家追求健康、关注健康的热情。

3. 开展大型宣传　每年结合"联合国糖尿病日""全民健康生活方式日"等健康日，开展糖尿病健康教育知识宣传。

4. **诊教结合** 医务人员在诊疗过程中结合糖尿病患者病情，有针对性地对其开展健康指导。

5. **开展义诊和咨询** 家庭医生签约服务团队定期进村提供糖尿病健康义诊和健康咨询等服务，定期邀请上级糖尿病专家举办糖尿病防治专题讲座。同时，发挥政府在糖尿病防控中的作用，支持医疗卫生单位开展多部门联合参与的健身活动。充分发挥群众自身作用，组织和指导糖尿病患者建立"自我健康管理小组"，促进患者自我管理。

二、工作成效

（一）构建了三级防治网络

通过建设县医院内分泌专科、乡镇卫生院慢性病一体化门诊、村卫生所家庭医生签约服务，构建了"三位一体"糖尿病三级防治网络。县医院优质医疗技术、服务、管理下沉，形成县域同质化、一体化管理，自上而下为群众减轻负担。

（二）提高了患者的满意度

通过构建"防-治-管-康"一体化的服务链，县域糖尿病诊疗水平得到明显提升，实现了县、乡、村医疗三级服务网络全覆盖，糖尿病全生命周期的健康管理，打通了服务群众"最后一公里"，切实提高了糖尿病患者的生活质量，患者满意度从86%提高至94%。

（三）提高了健康管理水平

与2021年基层卫生健康综合试验区建设前相比，2023年糖尿病健康管理率从88.0%提高至99.6%，糖尿病规范管理率从89.5%提高至98.7%，糖尿病控制率从66.2%提高至71.0%，糖尿病知晓率从73.0%提高至87.0%，糖尿病发病率从2.5%降低至2.1%，实现了"四提高、一降低"，切实提高了糖尿病管理水平。

案例5

创新实施"三高共管、六病同防"的医防融合慢性病综合管理模式

山东省青岛市城阳区人民医院

为有效遏制高血压、高血脂和高血糖（以下简称"三高"）和冠状动脉粥样硬化性心脏病（以下简称"冠心病"）、脑卒中、肾脏病变、眼底病变、周围神经病变、周围血管病变六种主要并发症（以下简称"六病"），2018年底，山东省青岛市城阳区在区域健康共同体（以下简称"健共体"）下，依托三高防治体系的建设，在三高的预防、发现、诊断、治疗、转诊、随访和自我管理等方面实现全链条医防融合，逐渐建立起"三高共管、六病同防"医防融合慢性病综合管理服务模式。

一、主要做法

（一）构建区域整合型慢性病防治服务体系

依托健共体牵头医院青岛市城阳区人民医院建设"三高中心"，负责难治性、复杂性三高六病及其他并发症患者的诊治和院内就诊患者医防融合服务。依托8家乡镇卫生院和社区卫生服务中心建设"三高基地"，承担首诊患者和病情不稳定患者个性化方案的制定和线上、线下协诊服务；依托206家镇村一体化卫生室和家庭医生团队建设"三高之家"，承担稳定期患者的常规药物治疗、随访管理和高危人群干预。三级医疗卫生机构将分散管理的三高易患人群和三高患者纳入信息平台实施分级、分层协同管理，明确三级医疗团队职责分工，一体化提供筛查、诊断、风险评估、分级管理、药物指导、生活方式指导、定期随访、异常情况干预、健康教育及依从性管理服务，构建三高六病患者"基层首诊、双向转诊、急慢分治、上下联动"的分级诊疗就医格局。

（二）建立协调联动和政策保障机制

城阳区卫生健康局成立由局长担任组长的"三高共管、六病同防"慢性病综合管理领导小组，定期召开工作会议，统筹研究人员队伍、信息化建设、投入保障、考核监管等事项；成立"三高共管、六病同防"慢性病综合管理专家组，对"三高中心""三高基地"和"三高之家"制定标准，并在业务管理、培训教育等方面进行指导；制定出台《城阳区"三高共管、六病同防"医防融合慢性病管理试点工作方案》，对建立工作体系、加强阵地建设、建立协同诊疗机制、优化服务环境和流程、规范三高管理、保障用药和设备配备、信息化建设等方面做出了明确规定。

（三）统筹公共卫生和家庭医生签约等慢性病医防服务资源

分级梳理明确目标管理人群，"三高之家"和"三高基地"将基本公共卫生系统签约的三高患者纳入平台管理，初筛评估后，确定是否为三高、六病患者或易患人群，再根据筛查评估结果实施分级、分层协同管理。优化家庭医生团队服务模式，按照"基本医疗、公共卫生与健康管理相结合，病情与并发症监测、风险评估相结合"的原则，调整增加针对三高、六病患者及其高危人群的专门签约服务包，丰富完善三高、六病患者或高危人群家庭医生签约服务内容，加强流程衔接，实现团队内分工协作，使三高、六病患者在最短的时间内一站式完成所有基本医疗、基本公共卫生和健康管理服务。

（四）制定标准为三高管理提供指导和路径

青岛市城阳区人民医院内分泌科主任作为专家组成员，组织编写了《三高共管、三级协同服务指南》《三高患者自我管理手册》《三高共管、三级协同标准化操作手册》《三高共管、三级协同培训手册（医护版）》等指南和手册，明确了三级医疗团队的基本条件、技术要求、工作职责、实施标准，分层、分级管理和双向转诊标准及流程，规范了监测、筛查、诊断、评估、治疗、康复和随访管理的流程及质量控制、考核评估等，为城阳区三高共管试点工作提供了方向指引和路径遵循。青岛市城阳区人民医院内分泌科主任作为山东省三高共管专家组成员，参加中国心血管健康联盟组织的全国三高共管规范化中国专家共识项目会议，并参与制定共识大纲；参与编写了《"三高共管、六病同防"诊疗路径与一体化服务指南》，推动了"三高共管、六病同防"一体化服务模式在山东省落地。

（五）信息化赋能提升慢性病医防服务效能

"三高共管、六病同防"云平台已覆盖区域内"三高中心""三高基地"和"三高之家"，并实现与健共体内各医疗机构HIS、基本公共卫生和家庭医生签约服务系统互联互通，三高、六病相关生理指标可实现数字化移动采集，实时上传和县、乡、村三级医疗卫生机构共享，为医生诊疗和患者长期管理提供全面的数据支持。同时，系统可自动对建档人群开展三高患者和高危人群筛查及数据分析，"一人一策"生成可执行的健康管理计划，科学分配到三级协同诊疗体系的各级医疗机构，一、二、三级诊疗团队根据年度复诊计划共同提供协同诊疗服务，提高了区域诊疗效率和患者就诊的依从性。

（六）提升三级协同诊疗一体化和同质化水平

青岛市城阳区人民医院全科医学科每名医生至少支持1家"三高基地"协同诊疗工作，长期帮扶指导"三高基地"常见病、多发病等疾病的治疗方案，提升诊疗效果；强化三高中心临床指导和业务培训职能，持续对社区（村）集体卫生室从业人员开展培训工作，并着重对三高等慢性病的规范管理能力进行培训和考核，确保培训效果。持续开展专科共建专家下沉工作，以街道卫生院和社区卫生服务中心专科发展为导向，以青岛市城阳区人民医院优势专科为支撑，通过专家坐诊、门诊带教、开展新技术和新项目等措施，强化基层医疗卫生机构的居民健康"守门人"作用，全面提升基层医疗服务能力与管理水平。

（七）监测评估患者管理和医防融合效果

严格执行三高管理质量控制制度，制定科学合理的考核方案和细则，明确考核指标内容及各指标权重，突出实施效果和群众满意度，对三高管理率、治疗率、达标率等指标进行动态监管和年度考评，及时评估管理成效，调整完善工作策略。管理经费分配机制根据考核指标等完成情况向下沉人员、家庭医生倾斜，兑现管理资金，以调动其工作积极性和主动性。引导医务人员从重过程向重结果、重居民感受度转变，从简单、大众化服务向医防融合、个性化服务转变，确保"三高共管、六病同防"慢性病综合管理长效发展。

二、工作成效

（一）助力分级诊疗格局形成，提升患者满意度

城阳区创新实施的"三高共管、六病同防"医防融合慢性病综合管理模式，融合了一、二、三级医疗卫生机构资源，根据三级医疗卫生机构功能定位进行流程再造，医疗卫生服务和公共卫生服务实现深度融合，真正实现信息互联互通、共建共享，构建了以健康为中心、上下联动、分级诊疗、防治结合的慢性病防治体系，在助力区域医疗卫生资源整合、分级诊疗格局形成等方面起到了重要作用。同时，为慢性病患者提供从医院、社区到家庭，从治疗、预防到健康管理的全流程照护、全周期干预的整合型慢性病管理服务，使慢性病患者的获得感和满意度得到大幅度

提升。

（二）三高患者管理率、治疗率及达标率提高

与2019年相比，2022年高血压患者的管理率为48.9%（提高了21.0%）、治疗率为76.5%（提高了54.8%）、达标率为39.4%（提高了25.2%）；糖尿病患者的管理率为55.6%（提高了22.8%），治疗率为69.9%（提高了45.8%），达标率为59.1%（提高了44.1%）；高脂血症患者的管理率为13.5%（提高了6.2%），治疗率为66.8%（提高了63.0%），达标率为14.6%（提高了12.2%）。

（三）三高患者并发症发生率的下降

项目实施以来，糖尿病引发的6种并发症和高血压引发的5种并发症的发生率多数呈现下降趋势。2022年，糖尿病肾脏病变的发病率为30.08%（下降了4.5%），眼底病变为28.2%（下降了3.7%），周围神经病变为24.2%（下降了4.4%）；高血压心血管病变的发病率为21.8%（下降了1.8%），脑血管病变为13.6%（下降了0.6%），肾脏病变为17.1%（下降了1.8%），周围血管病变为45.2%（下降了3.8%）。

案例6

创新"防、治、管、教"模式，实现对糖尿病的精准管理

河南省平顶山市郏县卫生健康委员会

近年来，河南省平顶山市郏县深入贯彻落实习近平总书记关于"坚持以人民健康为中心"的重要指示，以全国基层卫生健康综合试验区建设为契机，按照"坚持以人为本、坚持医防融合、综合连续服务、推动资源下沉、创新工作机制"的思路，通过健全领导机制、提升服务能力、拓宽服务路径等举措，实现对糖尿病患者常态化、精准化、网格化管理，探索出全周期服务、全社会参与、全人群共享的"防、治、管、教"四位一体的糖尿病管理路径。

一、主要做法

（一）健全组织、理清职责，实现糖尿病管理常态化

1. 强化组织领导　由郏县卫生健康委员会牵头成立"郏县糖尿病预防与诊治工作领导小组"，郏县医疗健康集团

设立公共卫生健康管理中心，县、乡、村三级医疗卫生机构分别设置医防融合办公室、家庭医生工作室和健康驿站。

2. **完善制度设计**　郏县卫生健康委员会对全县糖尿病预防与诊治管理进行顶层设计、常态化监督管理和绩效考核；制定《郏县糖尿病防治服务体系建设实施方案》，明确郏县卫生健康委员会、郏县医疗健康集团、郏县疾病预防控制中心、郏县糖尿病诊治中心和县、乡、村三级医疗卫生机构在糖尿病健康宣教、预防管理、精准诊治中的具体职责。

3. **成立县、乡、村合作的工作团队**　郏县疾病预防控制中心与县级医疗卫生机构共同组建专家团队，负责对糖尿病诊疗的技术指导、人员培训及动态监测等。郏县糖尿病诊治中心负责研判糖尿病发病趋势和防治策略，对糖尿病高危人群、糖尿病患者进行治疗和行为干预。各基层医疗卫生机构负责对糖尿病患者和重症康复期患者提供接续性随访管理服务，落实基本公共卫生和家庭医生签约服务，建立健全对重、中、轻症患者"一对一"服务联动机制，实现对糖尿病患者"防、治、管、教"四位一体的常态化动态管理。

（二）强化专科、提升能力，实现糖尿病防治精准化

1. **强化糖尿病专科能力**　通过上下联动机制，全力加快糖尿病专科建设：①向上。通过专科联盟、专家派驻等形式，郏县中医院和河南中医药大学第一附属医院共建

甲状腺科、肥胖症科等特色专科；与河南糖尿病医院共建糖尿病科等特色专科，挂牌"河南糖尿病医院郏县医院"。②向下。按照划定区域、分片负责的发展思路，由县级3家综合医院与13家乡镇卫生院和2家社区卫生服务中心分片包干开展专科共建，指导乡镇卫生院提升糖尿病防治能力；郏县东城、龙山等乡镇卫生院、社区卫生服务中心建成"县乡联合慢性病门诊"，县级医院每周常态化派驻糖尿病专科医生坐诊、带教，"零距离"指导社区群众科学防治糖尿病。

2. **打造糖尿病防治中心**　为实现对郏县糖尿病患者的精准化治疗、科学化管理，依托郏县中医院建成"县糖尿病防治中心"，积极整合郏县中医院糖尿病科、肾病科、眼科、慢性病科和医防融合办公室等科室资源优势，采用中西医结合的方式，对急、危、重症糖尿病患者实施多学科、精准化、规范化联合诊治模式。定期举办"郏县内分泌代谢病论坛"，邀请省级内分泌专家为郏县医务工作者进行能力提升讲座，截至2023年底已举办论坛6期。郏县糖尿病防治中心被确定为国家卫生健康委能力建设和继续教育中心创面修复学科能力建设（省市级）示范单位、国家级示范专科、河南省重点中医专科。

3. **夯实专业化人才队伍**　①通过"引进来"聚人才：累计邀请省内外内分泌领域17名专家莅临郏县，通过长期坐诊、查房、培训、带教、开展学术讲座等形式提升县域医疗卫生机构糖尿病诊疗能力。②通过"送出去"育人才：

制定医生培训方案，针对全县各医疗卫生机构在糖尿病防治中的人才短板问题，分批次组织县级医院技术骨干到市级及以上医院临床学习、培训。3年来累计选派60余名业务骨干参加各种形式的业务培训。③通过"互交流"练人才：定期组织全县各级医疗卫生机构内分泌专科医生参加院区间的联合查房，共享临床经验，取长补短，共同提升服务能力。

（三）拓展服务，衔接断点，实现糖尿病服务网络化

1. 做实家庭医生签约服务，实现医防服务"零距离"

将全县377个村（社区）划片分区，设立91个健康管理单元，组建由县、乡、村三级医疗卫生机构医务人员组成的91支家庭医生签约服务团队，常态化为签约居民提供集基本医疗、基本公共卫生和健康管理于一体的一站式服务。针对在签约服务中发现的糖尿病患者或糖尿病高危人群，根据其症状的轻重程度，实行"红、黄、绿三色"动态管理，并按照糖尿病相关防治指南要求，定期对患者进行靶器官损害的全面筛查，做到早发现、早干预，精准防治，延缓并发症的发生，实现对糖尿病患者个性化、多元化、精准化"零距离"服务。

2. 做实医保惠民政策，实现糖尿病患者医保全覆盖

为切实减轻糖尿病患者长期用药所带来的经济负担，将过去每年2次对糖尿病患者进行筛查确认、发放慢性病优待

证的做法，调整为每年动态化即时筛查确认办理，只要患者达到国家医疗保障局公布的糖尿病慢性病诊断标准，当天申报、即时复查确认，当月就能享受慢性病门诊或住院医保报销。同时，为给长期用药的糖尿病患者提供温馨、便捷的就医服务，各家医院还通过延长门诊用药天数、开通慢性病就医绿色通道和慢性病服务窗口等措施，方便患者就医取药。

3. **强化健康教育指导，提高群众健康素养** 以实施健康知识普及、心理健康促进行动为抓手，积极开展健康知识教育进社区、进学校、进机关、进企业、进农村"五进"宣讲和"八段锦"带教。联合郏县总工会在全县机关、企事业单位积极推进"智慧健康小屋"建设行动。与县融媒体合办《健康大讲堂》《中医与健康》等电视栏目，定期邀请郏县内专家做客县融媒体录播室，向全县人民宣讲健康知识，使辖区居民健康知识知晓率、健康生活方式形成率大幅度提高，居民健康素养水平得到显著提升。大力推进健康细胞工程建设，建设健康主题公园98个、健康步道220余公里，创建省级健康乡镇、村庄、单位14个，命名"五星文明健康家庭"3391个，实现15分钟健身圈全覆盖。

二、工作成效

郏县用能力做实服务，用服务促进管理，用管理提升老百姓获得感，通过一系列行之有效的"组合拳"，大幅度提升了糖尿病综合管理能力，为助力"健康郴县"建设贡献了力量。

（一）助力分级诊疗政策的积极落实

通过"医防融合、协同诊疗、团队服务"模式，逐步落实分级诊疗政策，实现了糖尿病首诊在社区，精准双向转诊，筑牢了基层糖尿病综合管理的网底。2023年，郴县基层医疗卫生机构就诊率达72%。

（二）提升了糖尿病患者就医获得感

个性化和规范化的治疗方案让广大糖尿病患者实实在在感受到医疗改革所带来的"健康红利"。2023年，糖尿病患者健康管理人数为2.2万，规范管理率达86.5%；家庭医生签约服务21 872人，签约率为97.6%。

（三）实现了人民群众健康水平的提升

2023年，糖尿病患者血糖控制率较3年前提升了15.4%。2022年，郴县居民健康素养水平为29.9%，优于全国和全省平均水平，全县居民预期寿命达到80.4岁。

案例7

构建县域慢性病管理体系，优化代谢性疾病管理

云南省大理市第一人民医院

　　云南省大理市第一人民医院（以下简称"大理市一院"）建立"一个紧密型医共体覆盖全县域"的模式，落地实施"五个统一"管理，构建了"基层首诊、双向转诊、急慢分治、上下联动"的分级诊疗模式和运行格局。借助"糖尿病预防与控制相关卫生政策研究与县域内分泌学科发展助力工程试点项目"（简称"蓝色县域"项目）"标准化代谢性疾病管理中心""春蕾计划"等项目，将糖尿病的标准化、同质化的综合管理模式辐射到大理白族自治州（以下简称"大理州"）各县级医院，持续优化代谢性疾病管理体系。

一、主要做法

（一）加强科室建设和人才队伍培养，提升业务能力

　　大理市一院是一所集医疗、科研、教学、康复、预防、

保健、卫生应急为一体的三级综合医院，是大理市紧密型医共体总院。大理市一院内分泌代谢病科（以下简称"大理市一院内分泌科"）现有开放床位52张，设住院病区及标准化代谢性疾病管理中心专区，建有院内、院外2个血糖管理平台。该科室配备了国内外较为先进的内分泌代谢疾病筛查和诊疗设备，共有医护人员29人。2024年，大理市一院内分泌科主持国家级科研项目4项、省级科研项目2项，并参与多项国家级科研项目。科室每年派医护人员至国内及省内优秀机构学习、培训，累计达80余人次，医护人员的业务能力得到不断提升。大理市一院内分泌科是云南省内分泌与代谢性疾病临床医学分中心、云南省省级临床重点专科、糖尿病预防与控制相关卫生政策研究与县域内分泌学科发展助力工程试点项目的全国首批7家项目交流基地之一；医院陆续建立标准化代谢性疾病管理中心、亚太痛风联盟、高尿酸血症及痛风管理中心；是中华医学会糖尿病学分会批准的基层糖尿病标准化诊疗示范中心；牵头成立了"大理州医学会糖尿病学分会""大理州糖尿病诊疗质量控制中心"。

（二）加强县域医共体建设，构建县域慢性病管理体系

2019年，大理市一院作为牵头医院，托管大理市9家乡镇卫生院、4家市级医疗卫生机构，组建大理市紧密型县域医共体，同年成立慢性病管理中心，实现了大理市县

域内各级医疗卫生机构人、财、物、药品、信息化"五统一"管理。依托医共体的建设，将慢性病诊疗下沉到基层医疗卫生机构。在药品采购方面，贯彻落实国家和云南省有关基本药物和集采药品配备使用规定，全面配备基本药物和集采药品。大理一医院和基层医疗卫生机构能够提供糖尿病6类口服药、2类注射制剂药物和不同剂型，以及相关指南推荐的中成药、饮片等制剂，全面满足患者的个体化需求，不仅使患者获益更多，还实现了医共体内标准化、同质化诊疗及管理。

（三）以"蓝色县域"为推手，提升县域专科能力

2017年，大理市一院被评为"蓝色县域"项目全国首批交流基地之一，是我国西部地区唯一入选的医院。大理市一院内分泌科通过该项目不断提升学科诊疗能力、服务能力，实现了总体临床服务能力综合评分的显著增长，促进了学科发展，发挥了示范引领作用，并辐射周围各地、州和各县级医院，推动了以糖尿病管理为抓手的上下联动分级诊疗模式的落实，提升了县域糖尿病专病诊疗能力。医院把握工作重点，打造强势专科，切实做到把糖尿病患者"留下来，管起来"。

（四）以"春蕾计划"为帮手，提升基层糖尿病防治能力

2022年4月，大理市一院承办了"大理州糖尿病诊疗及管理基层医生培训'春蕾计划'启动仪式暨首次培训会"，并对县域内各县医院、中医院内分泌专科建设，专科医生与护士配置，基层糖尿病筛查设备配备等进行摸底调查。大理州糖尿病诊疗及管理基层医生培训"春蕾计划"启动以来，依托大理州医学会糖尿病学分会及糖尿病诊疗质量控制中心对大理州内12家县医院、县中医院医务人员组织了11场糖尿病慢性病管理的培训，提高基层医疗卫生机构临床医生糖尿病诊疗水平及管理能力。根据国家分级诊疗的需求，提高基层医务人员对危、急、重症内分泌疾病的识别和初救能力，同时规范基层糖尿病患者建档、干预管理，为每个县配备1～2套简易糖尿病并发症筛查包，提升乡镇卫生院和村卫生室糖尿病并发症筛查能力。此外，每年举办的"大理州医学会糖尿病学分会及糖尿病诊疗质量控制中心学术年会"促进了基层医务人员了解和掌握本专业前沿学科进展，已累计培训1500余人次。

（五）围绕标准化代谢性疾病管理中心，推动糖尿病患者分级管理

为了推进区域糖尿病规范化管理，2018年，大理市一

院在滇西率先开展标准化代谢性疾病管理中心项目，借助该项目优化服务内容。2020年8月，联合大理白族自治州第二人民医院、祥云县人民医院、宾川县人民医院、宾川县中医院、凤仪卫生院组建5家基层医疗中心，构建"1＋X"模式区域医疗联合体（简称"医联体"），逐步规范和改善就诊流程、就医环境、疾病诊疗、健康宣教及院外血糖管理等，全面提升慢性病患者的就医体验。作为医共体牵头医院，大理市一院持续探索推进糖尿病县、乡、村一体化管理。以糖尿病为抓手，联通大理市一院、乡镇卫生院、村卫生室，实施自上而下的标准化管理路径，将慢性病管理和分级诊疗落在"看得见、摸得着"的实处，提升整体医疗管理质量，同时整合医疗资源，实现院内、院外闭环式的管理。

（六）重视健康教育，提升目标人群自我管理能力

大理市一院对糖尿病患者开展图文示教、视频教育、网络推送、一对一讲解等多种形式的糖尿病健康教育。大理市一院内分泌科设置了糖尿病专科教育护士10名，每天有针对性地开展糖尿病教育讲座，通过带领糖尿病患者跳健康操等多种方式加强对糖尿病患者的管理。大理市一院内分泌科在每年联合国糖尿病日会举办系列活动，包括大型义诊、专题讲座、联合国糖尿病日暨"蓝光行动"等；每月到基层医疗卫生机构开展糖尿病防治宣传、帮扶活动，

加强糖尿病患者和糖尿病高危人群对糖尿病的认识，提升其自我管理能力。

二、工作成效

（一）糖尿病标准化管理和治疗能力提升，内分泌科室建设成效明显

大理市一院对患者实施标准化糖尿病管理和治疗，给每位患者选择和落实优质降糖方案，促进患者血糖优质达标。标准化管理糖尿病患者近11 000人，患者6个月回访率为44.6%，6个月糖化血红蛋白达标率（HbAlc＜7%）从最初的6.2%提升至52.7%，6个月代谢指标综合达标率从最初的2.3%提升至26.0%。2022年，医院标准化代谢性疾病管理中心被评为"全国优秀示范中心"，2023年全国排名第8名。

（二）学科平台逐步扩大，专科能力得到认可

目前，大理市一院内分泌科是云南省内分泌与代谢性疾病临床医学分中心、云南省省级临床重点专科、大理州医学会糖尿病学分会和糖尿病诊疗质量控制中心的挂靠单位、中华医学会糖尿病学分会认证的全国糖尿病健康教育管理示范单位。科室的护理团队在糖尿病日常教育中开展

品管圈活动，获得第三届云南省医院品管圈大赛一等奖及第六届全国医院品管圈大赛一等奖。

（三）慢性病管理数量、质量双提升，分级诊疗得到推动

经过持续探索，大理市医共体内资源配置优化增效，医院门诊量从2020年的61.6万人次增长到2023年的70.3万人次，增长率达14%，尤其是慢性病门诊量从2020年的2.1万人次增长到2023年的4.1万人次，增长率达95%；2023年，医共体内各基层医疗卫生机构共上转患者3137人次，上转率为7.6%；下转患者110人次，较2020年有较大幅度的增加。

案例8

以国家基层卫生健康综合试验区建设为抓手，推动慢性病医防融合

新疆维吾尔自治区伊犁哈萨克自治州新源县卫生健康委员会

　　新疆维吾尔自治区伊犁州新源县坚持"以患者为中心"的服务理念，紧紧抓住国家基层卫生健康综合试验区建设的契机，积极探索医防融合的"大健康"服务模式，构建上下联动、医养结合、中西医并重的慢性病防治体系，推进医疗资源纵向融合，真正实现了慢性病全周期闭环式管理，全方位守护广大群众的身心健康。

一、主要做法

（一）坚持一个顶层设计，转变健康管理理念

　　1. 坚持党的领导，规划"一盘棋"　新源县委牵头，县政府主导、部门联动统筹全县资源，合力推进慢性病管

理。投入6.2亿元完成新源县人民医院异址新建等区域医疗资源提档升级工作，各乡镇卫生院均建立了慢性病联合诊室，3个乡镇卫生院建立慢性病一体化门诊，为推动慢性病管理提供强劲动力。

2. 坚持政府主导，部署"一张网"　出台了《新源县慢病医防融合工作实施方案》《新源县公共卫生专业机构融入紧密型医共体建设实施方案》《慢病医防融合闭环式管理工作手册》，同时构筑县、乡、村三级工作责任网，形成包联责任制，为推动慢性病管理提供强力支撑。

3. 坚持融合发展，实现"一家人"　医共体总院下派35名主治医师及以上职称的专业技术人员融入家庭医生团队，实现县、乡、村三级参与的"全专结合、医防融合"家庭医生签约服务团队，为居民提供全生命周期的健康管理服务，为推动慢性病管理提供强大技术支持。

（二）提能力优服务，构建全周期闭环式管理新模式

1. 医共体助力提升基层慢性病管理能力　组建以新源县人民医院和新源县中医院两家医院为"龙头"，新源县疾病预防控制中心、新源县妇幼保健院和乡镇卫生院共同参与的紧密型县域医共体。医共体总院组建涵盖心血管、内分泌、中医药等12支专业学科的队伍到基层分院驻点帮扶，开展门诊坐诊、业务查房、病历质量控制等服务，提升基层医疗卫生机构的服务能力。

2. 建立"六有"工作机制，实现医防融合"六到位"家庭医生签约服务　依据全民健康体检结果，有针对性地开展健康促进工作，建立了新源县人口信息库、电子病历库、健康档案库和慢性病数据中心的区域管理平台，按照《国家基本公共卫生服务规范》（第三版）中"红黄绿三色管理"，实时掌握辖区内慢性病患者的疾病现状等级，制定治疗方案。

3. 从全民健康体检入手，实现诊前、诊中、诊后慢性病管理全周期服务　上接医共体总院，下联村卫生室，打出"筛、诊、转、治、养"慢性病防控"组合拳"，有效形成慢性病患者医防融合全流程闭环式管理体系。

（三）增强医疗服务能力，完善一体化管理新路径

1. 在新源县人民医院成立慢性病管理中心，承担全县慢性病管理的技术指导，达到上下协同管理。

2. 积极争取江苏省人民医院落地伊犁州临床医学研究院慢性病智慧防控体系项目，实现资源共享、信息共享，达到慢性病线上筛查、线上风险预警、线上健康管理等目标。

3. 实施健康中国糖尿病防治行动（国家糖尿病标准化防控中心项目），开展35岁以上常住人群糖尿病"全人群、全因素、全生命周期"筛查，对糖尿病患者早发现、早干预、早治疗。

4. 在新源县人民医院、新源县那拉提镇中心卫生院、新源镇中心卫生院（新源县哈萨克医医院）、新源县阿勒玛勒镇卫生院建立慢性病一体化门诊，增设联合病床，组建"一个中心、一个标准、一站式服务＋N"诊疗模式及家庭医生专家支撑团队，促进新源县慢性病医防融合健康管理工作。

二、工作成效

（一）转变健康管理理念，增强健康第一责任人意识

通过慢性病医防融合健康管理各项措施的实施，基本建设全面提档升级，各级医疗卫生机构的服务理念由"以患者为中心"逐步向"以健康为中心"转变；临床医生"健康守门人"服务意识不断提高，由单纯"治病"向"治病与防治并重"转变；居民"每个人是自己健康第一责任人"的健康管理意识不断增强，由被动接受健康管理和因病就医的习惯向主动自我健康管理和预防保健的意识转变。目前，新源县基层医疗卫生机构累计上转慢性病患者157人次，县级医疗卫生机构累计下转慢性病患者346人次，逐步实现辖区群众"健康全跟踪、服务更便捷、转诊更有序"的就医新格局。

（二）全周期闭环式管理，患者满意度提高

通过纵向协同诊疗服务，结合个性化健康教育，为慢性病患者提供从疾病预防、诊治到康复，从身体、心理到人文关怀等方面进行全方位系统诊疗和闭环式管理，逐步建立起医防融合、分级诊疗、医养结合的健康管理新模式，上接上级医院，下联村卫生室，形成诊前、诊中、诊后就诊区、慢性病并发症筛查区、康复理疗区、医养康养区的格局，实现"筛、诊、管、治、养"一站式的全流程服务，慢性病患者对医疗服务的满意度大幅度提高，2023年患者满意度达到85.47%。

（三）提升了全民健康水平

截至2023年底，新源县慢性病分色管理率达到95%以上，"两卡制"强制认证率达到93.3%以上。全面开放电子健康档案26.5万份，开放率达99.8%。管理高血压患者29 659例、糖尿病患者8909例、高脂血症患者3265例、慢性阻塞性肺疾病患者334例，慢性病规范管理率达88%以上，控制率达75%以上。

第二部分

打造优势学科，提升县域内分泌专科能力

推进紧密医疗联合体建设，提升区域糖尿病同质化管理

北京市首都医科大学附属北京潞河医院

2018年起，北京市通州区依托紧密型医联体项目，加强社区糖尿病标准化门诊的同质化建设，提升区域内社区糖尿病等慢性病的管理能力，实现对患者的实时、全程、多维度血糖管理，建立区域内上下联动的糖尿病一体化管理模式。

一、主要做法

（一）多措并举，提升糖尿病患者全程健康管理能力

1. 开设专病门诊，提升糖尿病患者体验　2017年10月，首都医科大学附属北京潞河医院（以下简称"潞河医院"）内分泌中心正式开设糖尿病专病门诊，借助标准化代谢性疾病管理中心网络系统，秉承"一个标准、一个中心、一站式服务"的理念，为广大患者带来全新服务模式。从

就诊流程、环境改善、疾病诊疗、健康宣教到院外血糖管理等逐步规范和完善，全面提升慢性病患者的就医体验。患者不需要往返于不同科室，只需挂一次号，领取患者ID后，就能在内分泌中心诊疗区接受全面检测、诊疗、健康宣教、数据分析、完善病历信息及付费取药一站式诊疗服务过程。

2. **实现糖尿病患者院外院内同步管理**　就诊糖尿病患者同时享有手机应用程序（application，APP）院外管理等全方位诊疗服务。患者在院外可通过移动终端接收服药提醒、血糖监测提醒等，记录个人病情，查看报告和记录，使医生及时了解患者的相关指标，及时预警和复诊提醒，为预约下一次门诊做好准备。在潞河医院主管部门的支持下，建立院内血糖管理系统，配合围手术期及孕产妇患者胰岛素泵治疗及动态血糖监测，建立院内血糖管理小组，每日进行血糖控制方案调整，使规范化血糖管理惠及全院住院患者，大大提高了住院糖尿病患者的管理效率及效果。

3. **多措并举开展健康教育和健康促进**　患者能够通过手机APP及科室微信公众号、视频号学习糖尿病自我管理的相关知识，配合院外血糖、血脂、血压管理，实现一站式全方位服务。利用微信软件，建立糖尿病患者教育群，群内设置糖尿病专科护士对患者的饮食、运动及其他问题进行指导和答疑，实现线上线下、院内院外患者多重获益。

（二）加强社区糖尿病门诊建设，提升区域同质化水平

为进一步扩大潞河医院内分泌中心糖尿病慢性病管理能力及范围，提升全域内的慢性病管理效果，2018年7月，潞河医院内分泌中心与通州区梨园镇梨园社区卫生服务中心进行探索应用，以潞河医院作为区域中心，联合社区卫生服务中心形成糖尿病专病门诊资源共享、分工协作的管理模式。2019年以来，逐步在通州区所有社区卫生服务中心推广应用，实现了通州区全域糖尿病标准化管理。

1. 社区糖尿病门诊基础设施建设及搭建互联互通信息化管理平台　通州区投入927万元用于社区糖尿病门诊标准化与相关设备配置，对接社区实验室信息系统（laboratory information system，LIS），完善基层糖尿病并发症筛查硬件设施，将优质医疗资源下沉，让患者在任何一家社区卫生服务中心都可以享受同质化精准检查、化验，享受高质量服务，为建立医院-社区-家庭全程无缝隙规范化管理奠定牢固基础。

2. 开展社区医务人员实际操作及糖尿病管理能力培训
社区卫生服务中心选派医生及护士至潞河医院内分泌中心糖尿病专科门诊进行为期1个月的进修学习，跟随科室主任医师及副主任医师出诊，学习糖尿病诊治和管理知识、并发症检查仪器操作方法及注意事项、统一信息网络平台

应用等。同时，由潞河医院内分泌中心医生及护士进行专业知识小讲课，提高及巩固实际学习效果。将潞河医院内分泌中心医生及护士进行一对一分组，分别对接辖区内21家社区卫生服务中心，进行现场督导、实地出诊、并发症检查仪器的操作指导及答疑等。潞河医院内分泌中心医护人员还定期到社区进行糖尿病专业知识讲座、查房，指导患者教育，推广普及至社区所有医护人员，全方位赋能社区卫生服务中心，提升其糖尿病等慢性病的诊治管理能力。截至2023年底，共开展线上讲座32次，参与线上学习的社区医护人员达1400余人次。每年潞河医院内分泌中心联合社区卫生服务中心组织义诊多达20余次，共组织义诊宣教活动78场，参与的糖尿病患者8000余人，提升了患者的获得感，扩大了社区影响力。

（三）依托信息化技术，构建上下转诊模式

潞河医院内分泌中心利用多个信息化平台线上系统、微信和腾讯会议等网络媒介建立绿色通道，对于社区卫生服务中心接诊的急危重症、疑难病例等通过线上会诊与沟通及时上转，优先安排该类患者就诊与住院，每年接收社区上转患者70余人；对于接诊的病情平稳患者，下转到社区卫生服务中心随访管理等，优化医疗资源，方便患者就诊，提升了医疗服务质量，最终助力形成代谢性疾病分级诊疗格局。

（四）建立绩效考核制度，保障实际管理效果

潞河医院内分泌中心制定了《通州区社区糖尿病门诊绩效考核标准》，从糖尿病门诊新入管理患者人数、基本检查化验指标完成度、患者复诊随访率、糖化血红蛋白达标率、代谢综合指标达标率及双向转诊率评价糖尿病门诊患者管理的质量。从社区医护人员到医院内分泌中心培训人数、线上/线下培训课程出勤率、社区义诊、宣教开展次数、参加北京市通州区卫生健康委员会与内分泌中心举办的活动次数及名次、质量等全面评价社区医护人员的学习效果。

二、工作成效

（一）"三高"患者达标率显著提升

通过以区域医疗中心为主导的高质量精细化紧密型医联体建设，目前，社区糖尿病标准化门诊已覆盖通州区全部21家社区卫生服务中心。截至2023年8月，通州区共管理区域内糖尿病患者11 753例，其中，潞河医院内分泌中心管理糖尿病患者6981例。经过6个月的规范化随访，糖化血红蛋白控制达标率由24.4%提升至58.4%，血压达标率由61.5%提升至62.8%，血脂达标率由31.0%提升至

41.7%，代谢综合指标达标率由6.1%提升至17.8%。

通过2年运行，各社区卫生服务中心规范管理糖尿病患者4772例。经过6个月的规范化随访，糖化血红蛋白达标率（HbA1c＜7%）由39.5%提升至55.0%，血压达标率由60.4%提升至69.1%，血脂达标率由44.9%提升至51.4%，代谢综合指标达标率由11.8%提升至21.8%。

（二）医务人员防病信心增强，获得感提升

通州区糖尿病管理效果已达到发达国家糖尿病控制水平，降低了糖尿病及其急慢性并发症相关治疗费用，减轻了国家、社会及家庭的经济负担，提高了患者的生存质量，造福了广大糖尿病患者。同时，增强了内分泌专科医生、社区医务人员慢性病管理的信心，使其工作获得感提升。

案例 2

提升能力、创新管理、注重预防，奏响糖尿病防治行动"三部曲"

河北省石家庄市第二医院

河北省属于糖尿病高发区，患者高额医疗费用已经成为家庭和社会的沉重负担。石家庄市第二医院（以下简称"石医二院"）作为糖尿病专科医院，充分发挥石家庄区域糖尿病诊疗中心的作用，加强对外交流合作，创新管理方法，发挥专业优势，组织基层医疗卫生机构搭建糖尿病防治网络，积极为广大居民提供系统、连续的预防、治疗、康复、管理一体化防治服务，有力提升了糖尿病防治能力和水平。

一、主要做法

（一）做强"龙头"，提升糖尿病精准防治能力

石医二院作为新华医疗集团牵头医院，发挥石家庄市

糖尿病区域诊疗中心、"健康中国·石家庄行动糖尿病防治技术服务组"的技术优势，持续推进设备和技术更新，打造石家庄市新华区糖尿病早期筛查、诊断中心，早期预防、规范治疗技术研发和推广中心。

1. 高投入　投资3000余万元建成并启用糖尿病基因检测实验室、生物标本库，成立糖尿病检查中心，引进糖尿病及其并发症风险预测系统等设备，实现对糖尿病的精准诊疗。截至2023年底，已完成近6万余人次糖尿病并发症综合评估筛查，存储各类标本30 000余份，有效利用标本17 900余例次，为临床研究提供了可靠支撑。通过筛查让患者及时得到治疗，延缓了糖尿病患者并发症的发生和加重，提高了糖尿病患者生存质量，节约了经济成本。

2. 重研发　先后成立河北省糖尿病基础医学研究重点实验室、石家庄市糖尿病精准诊疗技术创新中心、石家庄市糖尿病研究所，承担国家自然科学基金项目6项，省级重点研发计划项目10项。自主研发青少年发病的成人型糖尿病（maturity-onset diabetes of the young，MODY）分型方法、系统和装置，促进糖尿病难愈性伤口快速愈合干膜敷料及制备方法，糖尿病微血管病变基因易感性检测试剂盒及应用的一组SNP位点等产品均已获专利。应用生物凝胶技术治疗糖尿病难愈性溃疡患者1100余例，取得了良好的临床效果和社会效益。

3. **强基础**　先后建立糖尿病基础科室及心脑血管、眼、肾、足、肝、神经等关联科室23个，并开设糖尿病综合诊区。同时，成立营养科、糖尿病运动医学科和康复科，为不同人群开具个性化营养、运动和康复处方，为糖尿病患者及糖尿病高危人群提供个性化综合服务。建立了让糖尿病不发病、晚发病、得轻病的综合防治模式。

4. **搭平台**　连续举办9届"石家庄国际糖尿病大会"，吸引了来自英国、法国、荷兰、澳大利亚、美国、以色列、印度、泰国、坦桑尼亚等10余个国家，中国20多个省市及中国香港、台湾地区的糖尿病专家学者、从业人员，参会人数达20 000余人，给医务人员带来了提高科研能力、医疗技术、健康管理水平的良机，也给老百姓带来了实惠。

（二）赋能基层，提升基层医疗卫生机构服务能力

1. 组织培训石家庄市"100名社区糖尿病首席医生"和"100名社区糖尿病专科护士"，助力基层糖尿病管理服务能力提升。

2. 发挥糖尿病防治培训基地职能，举办"石家庄市健康指导员糖尿病防治知识培训"，线上共有15.7万人参与，3.4万余人留言交流，促进了石家庄市糖尿病防治能力的提升。

3. 组织各科室专家编写、出版面向基层医疗卫生机构

的培训教材《全科医师诊疗精要》《糖尿病与高血压防治读本》，为基层医生诊疗提供规范指导。编纂了图文并茂的《糖尿病知识问答》，为基层健康教育工作者提供规范指导。

（三）上下联动，提升分级诊疗和群防群治水平

积极引导优质资源下沉基层，打造糖尿病预防和治疗服务网络。

1. **优质资源下沉基层** 在基层医疗卫生机构开设首席专家工作室31个、专家坐诊点16个，成立石家庄市首个医防融合工作室，每周下派专家到基层坐诊、开展技术帮扶1～2次，参与社区患者诊治、慢性病管理与干预、家庭医生签约等工作，各基层医疗卫生机构积极为专家选配助手，跟着学、跟着治，专家们手把手、一对一带教示范，使基层医务人员的综合能力不断提升。

2. **建立双向转诊绿色通道** 截至2022年底，新华医疗集团内转诊患者1836人次，开展远程会诊689场，为群众基层首诊提供了有力的技术支持。

3. **加强宣传教育** 石医二院专家通过社区义诊、讲座等形式，打通"医院专家-社区卫生服务机构-居民"的联系通道，帮助居民认识糖尿病、关注自身血糖水平，引导糖尿病前期人群科学降低发病风险，指导糖尿病患者加强健康管理。截至2022年底，共开展宣传活动600余次，发放宣传资料6万余份，受益群众5万余人。

4. 制定实施方案　制定《石家庄市新华医疗集团糖尿病防治行动实施方案》，指导开展辖区居民健康管理，对高危人群危险因素及早干预，做到早期诊断、规范治疗和综合管理。

（四）创新方法，打造糖尿病健康管理新模式

1. 组建糖尿病健康管理中心　该中心配有经验丰富的专科医生和糖尿病健康教育专职护士，对门诊就诊和非糖尿病科室的糖尿病患者进行专业的干预指导。建立糖尿病患者健康管理数据库，截至2023年底，已有5.3万余名患者纳入统一规范管理。推进糖尿病门诊和住院临床路径管理，实施糖尿病住院临床路径4000余例，入组率达88.9%，完成率达94.7%。

2. 打造糖尿病科普宣传优秀名片　连续举办7届"石家庄市降糖之星"评选活动，网络访问量近380万人次，广泛传播糖尿病的防治知识，为石家庄市糖尿病患者搭建起相互学习交流、共促健康的平台。

3. 多措并举，创新辅助降糖新方法　运用独家创编的专业中医运动处方，辅助患者降糖。研发并推广适合糖尿病患者的健康食谱及降糖茶饮，为患者进行专业饮食指导。定期举办糖尿病患者趣味运动会、健康科普进校园、节日餐桌等专题健康教育活动，利用医院网站、微信公众号、视频号、抖音、快手等新媒体平台向群众传播健康知识。

二、工作成效

（一）居民健康素养不断提升

通过石医二院组织的一系列健康教育活动，提升了居民预防疾病的能力及糖尿病患者自我健康管理意识，参与群众的糖尿病知晓率由42%提升至48%。

（二）糖尿病精准防治有效推进

石医二院作为糖尿病专科医院，持续推进技术进步，提升糖尿病精准防治和规范管理能力，糖尿病患者长期管理率达到70%，患者依从性和满意度进一步得到提升。

（三）糖尿病社区防控水平不断提高

在牵头医院的帮扶下，社区医护人员糖尿病管理能力显著提升，能够独立开展糖尿病患者综合管理，主动为患者开展评估病情、建立健康档案，进行生活方式干预及调整治疗方案。

案例3

依托医疗卫生共同体代谢性疾病专科联盟，建"六高共管"慢性病管理新模式

河北省滦州市人民医院

　　河北省滦州市人民医院医共体始终坚持以人民健康为中心的理念，按照推进紧密型县域医共体建设的要求，将慢性病管理工作列为重点工作。针对糖尿病、高血压、肥胖、高脂血症、高尿酸血症、骨质疏松，提出"六高共管"慢性病管理模式，依托紧密型县域医共体成立了滦州市人民医院医共体代谢病专科联盟，对糖尿病患者进行村-镇-市一体化管理。2017年，滦州市人民医院充分利用参与"糖尿病预防与控制相关卫生政策研究与县域内分泌学科发展助力工程试点项目"（简称"蓝色县域"项目）并成为全国首批交流基地的机会，在加大区域内专科建设经验交流的同时，不断提升临床诊疗能力，充分发挥了县域"龙头"作用。

一、主要做法

（一）推进代谢性疾病专科联盟建设，提升基层诊疗水平

1. 持续推动优质医疗资源向镇村下沉　2022年8月，滦州市人民医院医共体理事会成立滦州市人民医院医共体代谢性疾病专科联盟，充分发挥技术优势，通过选派专业骨干深入基层进行专业知识讲座、诊疗指导等方式，将优质医疗资源有效、有序下沉基层，培养乡镇卫生院代谢性疾病专科人才队伍，强化基层专科能力建设，切实提升基层技术水平和服务能力。

2. 利用"互联网+医疗"模式构建慢性病分级管理模式　通过远程会诊系统等医疗信息化资源，解决基层医疗卫生机构在代谢性疾病方面的诊疗难题，快速高效解决患者就医问题。通过代谢性疾病的层级管理，逐步构建"六高共管"慢性病管理分级诊疗管理模式，打造代谢性疾病"上下联动、分工协作、预防为主、防治结合"的区域医疗服务体系。

（二）推进滦州市人民医院医共体调糖中心建设，提高区域内糖尿病管理水平

依托滦州市人民医院医共体代谢病专科联盟，建设滦

州市人民医院医共体调糖中心（以下简称"调糖中心"）。

1. **完善调糖中心组织架构，健全管理体系** 滦州市人民医院医共体成立了调糖中心管理委员会领导小组，由院长挂帅，主管医共体、绩效、医保、质量控制、医疗、人事、财务等医院管理委员会成员及医共体管理委员会成员为副组长。领导小组成员主要负责制定调糖中心管理机制、制定考核和奖惩机制、任命各项事宜负责人并明确职责和义务；调糖中心管理委员会下设调糖管理中心，并设行政总监和医疗总监，负责制定全域血糖管理体系建设实施、质量控制和认证的相关制度与措施，并监督落实及效果评估。此外，还负责开展医院相关人员糖尿病诊疗及护理知识培训、全域血糖管理诊疗流程及规范落实、日常质量控制工作等。

2. **明确村、镇、市三级管理职责，优化服务模式** 村卫生室及社区卫生服务站作为基层管理哨点，负责糖尿病预防管理，开展糖尿病患者健康教育、早筛、自我管理、随访及建档工作。乡镇卫生院组建糖尿病首席医生、全科医生管理团队，负责糖尿病的筛查、诊断和基本治疗，以及双向转诊和建档等专项工作。滦州市人民医院血糖管理中心团队负责全域血糖管理技术指导、人员培训，以此规范同质化的诊断治疗，并负责双向转诊及建档工作。依托信息化建设，实现"线上线下、院内院外、远程会诊、上下转诊"的内外网相通，从而实现慢性病一体化管理。

3. **制定具体绩效考核办法，提升质量管理效能**　制定《滦州市人民医院医共体调糖中心绩效考核办法》，对调糖中心工作进行监督、检查、质量控制和绩效考核，及时改进并优化流程，提高质量管理成效。

4. **选择调糖中心试点单位，明确管理重点部位**　调糖中心首批选择滦州市滦城街道中心卫生院、滦州市榛子镇中心卫生院等6个滦州市人民医院医共体成员单位作为试点，开展高血压、糖尿病共管，取得了显著效果。

（三）加强信息化支撑，推动血糖管理一体化、数字化、智能化

1. **建设血糖防控管理中心监控平台，实现数据信息互联互通与共享**　调糖中心建设血糖防控管理中心监控平台，设置大电子显示屏，实时显示区域内血糖监测管理现状，推动各个机构与人员协作，实现血糖闭环管理。医生通过平台为患者提供一对一个性化服务，医患之间建立紧密联系，实现"零距离"沟通。通过慢性病管理平台，患者在自我管理的同时，可以将管理记录实时分享给医生，获得医生持续的健康管理和诊疗建议。

2. **建设虚拟病房，创新糖尿病全院管理**　2017年起，滦州市人民医院启动全院血糖管理项目，将互联网管理系统与患者血糖监测数据管理系统有机结合，使血糖管理数字化、智能化，院内任何一个科室糖尿病患者都能及时接

受糖尿病医护的远程系统管理。2023年，滦州市人民医院建设虚拟病房，将全院高血糖患者纳入虚拟电子病区进行血糖监测医嘱管理，有效提高了管理效率，并为滦州市糖尿病区域管理中心提供了信息平台。同年，开始建设病种分值付费（big data diagnosis intervention packet，DIP）/疾病诊断相关分组（diagnosis related groups，DRG）支付下全院糖尿病患者管理体系，全院血糖管理由医院统一组织协调，规范临床处置流程，建成标准化质量控制体系、风险评估体系和考核体系，完善了绩效考核与奖励制度。

（四）多元化、多途径健康宣教，全面提升慢性病管理效果

滦州市人民医院通过多渠道宣传、多途径引导、多举措推广、多平台进行慢性病预防及诊疗健康宣教、普及健康知识。

1. 滦州市人民医院内分泌科在科内开展专科护士床头一对一个体化宣教、每月举办1次糖尿病患者沙龙、病房开放健康教育日，在院内、院外不定期开展健康讲座和义诊活动，进行糖尿病知识普及。

2. 依托院内与滦州市第三方合作的健康访谈节目，积极开展健康科普宣讲，并通过电视、智慧滦州客户端、滦州市人民医院微信公众号等媒介对该电视节目进行广泛宣传，每月2期，受益人数累计110万人。

3．通过微信公众号、抖音号、视频号直播等新媒体平台积极开展糖尿病、高血压、肥胖、高脂血症、高尿酸血症、骨质疏松"六高"预防健康知识普及和宣讲，向居民传播通俗易懂的健康科普知识，推动疾病由治疗模式向预防模式转变。

二、工作成效

（一）糖尿病患者受益明显

自2023年以来，健康宣教活动受益人数累计达110万人次；巡回义诊达259次、受益人数达34 200余人次；体检6.9万余人次，使患者在家门口就能接受规范化治疗与管理。

（二）试点机构血压、血糖控制率提高

滦州市滦城街道中心卫生院慢性病患者规范管理率达89.6%，高血压控制率达70.0%，糖尿病控制率达56.0%。滦州市榛子镇中心卫生院慢性病患者规范管理率达90.0%，高血压控制率达67.0%，糖尿病控制率达53.6%。

（三）形成多层级合作的糖尿病管理路径

通过全院糖尿病患者管理体系建设、调糖中心建设、

代谢病专科联盟"六高共管"，多措并举提升了基层慢性病管理能力，实现了村-镇-市一体化管理路径。滦州市人民医院医共体代谢病专科联盟的建立，拉近了内分泌科与各医共体成员单位的距离，打破了慢性病管理沟通壁垒，让一体化慢性病管理更规范、更顺畅，形成慢性病管理的"上下同模式、上下共管"的良好局面。

案例4

聚焦医防融合，创新管理模式，探索建设标准化代谢性疾病管理中心

江苏省溧阳市卫生健康局

　　近年来，江苏省溧阳市坚持"以人民健康为中心"的理念，聚焦医防融合，创新健康管理模式，以糖尿病为切入点，探索建设溧阳市标准化代谢性疾病管理中心，统筹推进高血糖、高血压、高血脂、高尿酸（简称"四高"）规范化健康管理，从单病种防治为主的慢性病健康管理模式走向多病种共防共治共管的一体化管理模式，切实做到慢性病早发现、早诊断、早治疗、早管理，为人民群众提供全方位、全周期健康管理服务。

一、主要做法

（一）建设标准化代谢性疾病管理中心服务网络

1. 加大财政投入　溧阳市政府将溧阳市标准化代谢性疾病管理中心建设作为重点工程加以推进，投入900万元建设资金，其中，市财政落实550万元以奖代补建设经费。溧阳市卫生健康局制定建设实施方案，统筹推进溧阳市标准化代谢性疾病管理中心的建设。

2. 开展标准化代谢性疾病管理中心市区域中心建设　2020年，溧阳市人民医院开展溧阳市标准化代谢性疾病管理中心市区域中心建设，依托上海市交通大学医学院附属瑞金医院的标准化代谢性疾病管理中心（即全国总中心）平台，按照建设标准，为内分泌科添置神经传导测定仪、肢体动脉硬化检测仪、快速尿微量白蛋白和肌酐比检测仪、双能X线骨密度检测仪等设备，年内市区域总中心运营指标达到全国总中心质量控制要求。

3. 基层网络试点及全面推进　2021年，溧阳市卫生健康局在2家乡镇卫生院试点基层分中心建设，设立独立区域，划分医生诊室、检查室和接待台等功能区，统一配备全自动眼底相机仪、肢体动脉硬化检测仪。2022年，在总结试点工作的基础上，在溧阳市17家乡镇卫生院全面开展基层分中心建设。目前，已建成市、镇两级全覆盖的标准化代谢性疾病管理中心服务网络，依托标准化代谢性疾病管理中心平台，市区域中心和基层分中心上下联动、分级诊疗，开展网格化、同质化的代谢性疾病管理工作。同时邀请标准化代谢性疾病质量控制中心主任宁光院士为中心授牌。

（二）培育基层慢性病首席健康管理医务人员队伍

2019年起，溧阳市卫生健康局先后组织实施"基层糖尿病首席健康管理医生"和"基层高血压首席健康管理医生"两个培训项目。将溧阳市人民医院作为全市基层糖尿病首席健康管理医生培训基地；溧阳市中医医院作为全市基层高血压首席健康管理医生培训基地。聘任基地医院内分泌科和心内科科室主任为基地首席带教老师。乡镇卫生院推荐有5年以上工作经验且从事慢性病健康管理的内科医生作为学员参与培训。每期培训的时长为6个月，分为理论学习、脱产临床实践和社区实践三个阶段。溧阳市卫生健康局统一组织考核，并为合格者发放证书。

2020年，根据溧阳市标准化代谢性疾病管理中心建设要求，实施"基层糖尿病首席健康管理护士"培训项目，依托溧阳市人民医院内分泌科开展培训，每期培训的时长为3个月，脱产培训基层糖尿病首席健康管理护士。

截至2022年底，共培训18名基层糖尿病首席健康管理医生，17名基层高血压首席健康管理医生，14名基层糖尿病首席健康管理护士，实现了每家基层分中心至少有1名合格的基层糖尿病首席健康管理医生、1名基层糖尿病首席健康管理护士和1名基层高血压首席健康管理医生的目标。

（三）打造"四个一"服务模式

在溧阳市标准化代谢性疾病管理中心服务网基础上，不断创新服务模式，结合本地实际情况，打造"四个一"服务模式。

1. 一个中心诊疗　　在疾病诊治上，溧阳市标准化代谢性疾病管理中心进一步优化了普通内分泌科的诊治流程和规范。在患者管理上，所有人员采用统一理念、统一方式、统一规范，做到同质化服务。

2. 一站式服务　　在溧阳市标准化代谢性疾病管理中心，患者可以接受从问诊到检查的一站式服务，如测量身高、体重、血压，血液、尿液检验，眼底检查、肢体动脉硬化检查等。提高了服务效率，改善了患者就医体验感。

3. 一标准质量控制　　采用标准的装修、标准的诊断治疗包、标准的数据录入、标准的质量控制，依托全国总中心、省级中心、市级中心三级医院多学科诊疗实力，实现综合化的患者疾病管理。

4. 一线式管理　　溧阳市标准化代谢性疾病管理中心

通过大数据和手机**APP**的应用，让患者在院外接受院内管理，患者可接到服药提醒、记录个人病情、查看报告和记录。医生可以及时了解患者的相关指标，为患者调整治疗方案。预警和复诊提醒，为预约下次门诊做好准备；进行疾病宣教等服务。

（四）建立慢性病分级诊疗及双向转诊互联网平台

溧阳市所有标准化代谢性疾病管理中心统一安装大数据云平台，所有诊疗和随访数据均直接上传信息系统，让患者享受到更加及时、便捷、有效的服务。依托标准化代谢性疾病管理中心平台促进市区域中心和基层分中心上下联动，实现了患者病情资料、检查、检验等数据互联互通。市区域中心将病情平稳的患者转至基层分中心；各基层分中心就诊的疑难、危重、合并多种并发症等患者转至市区域中心，实现慢性病管理的分级诊疗和院内院外联动管理。

（五）推进医防融合慢性病管理工作

1. 上级医院专家和家庭医生团队相融合　溧阳市市区域中心专家作为家庭医生成员加入基层分中心的家庭医生团队，按照"知情同意、自愿签约"的原则，在各个基层分中心家庭医生与患者签订家庭医生服务协议书，市区域中心专家作为家庭医生团队成员定期为签约患者提供方便、快捷、专业、标准化的诊疗和健康管理服务。

2. **公共卫生服务和医疗服务相融合**　在市区域中心和基层分中心诊间，将内分泌科、心内科、肾内科等临床专科进行业务融合，接诊医务人员在诊疗过程中，统筹进行高血糖、高血压、高血脂、高尿酸"四高"诊疗，同时，提供国家基本公共卫生服务项目健康管理相关服务。

3. **临床诊疗信息与公共卫生服务系统相融合**　打通了HIS系统与公共卫生服务系统。在标准化代谢性疾病管理中心诊间，HIS系统采集到的信息，可通过信息系统自动录入国家基本公共卫生服务项目管理平台系统，家庭医生无须重复录入，大大减少了基层医疗卫生机构医务人员工作量，节省精力做优、做好服务工作。

二、工作成效

通过标准化代谢性疾病管理中心，构建了标准化的基层医疗卫生机构慢性病健康管理流程，市区域中心和基层分中心形成了上下联动的管理模式，打通信息管理平台，实现了家庭医生签约、基本公共卫生服务和基本医疗服务信息互联互通，为人民群众提供更加优质、高效、便捷的服务，取得了显著成效。

（一）家庭医生签约率明显提高

2022年，溧阳市家庭医生签约服务总人数为356 443

人，签约率为45.4%，比2021年提高了11.5%。重点人群签约224 590人，签约率为75.2%，比2021年提高了15.9%。2型糖尿病患者签约人数17 887人，比2021年提高了21.3%。基层首诊签约50 352人，签约率为22.4%，比2021年提高了15.2%。

（二）基层服务能力明显提升

与2021年相比，2022年溧阳市乡镇卫生院慢性病患者就诊率和复诊率均提高了20%以上，慢性病住院收治人数提高了15%，医疗业务收入提高了13%，拓展检查（诊疗）项目7项。

（三）慢性病健康管理效果显著

一体化诊疗模式和信息化管理平台改善了患者就医感受度，提高了医生服务效率，改进了糖尿病健康管理效果。与2021年相比，2022年糖尿病健康管理率提高了4.5%，糖尿病规范化健康管理率提高了8%，高血压健康管理率提高了3%，高血压规范化健康管理率提高了4%。溧阳市市级医院糖尿病并发症入院收治患者数降低近10%，溧阳市糖尿病患者医疗总费用降低了3%。

（四）基层科研能力逐步提升

标准化代谢性疾病管理中心为临床糖尿病控制方案的

选择和并发症防治提供了大数据支撑。多中心数据共享便于基层医疗卫生机构开展基于该数据库的慢性病防治科研项目，逐步提升了基层科研水平。

案例 5

深化医疗联合体建设，推进糖尿病区域性一体化管理

江苏省昆山市第一人民医院

江苏省昆山市第一人民医院（以下简称"昆山市一院"）着眼"健康江苏-全民健康"这一目标，依托医联体优势，为患者提供诊断、治疗、预防、康复、居家病情监测、健康教育等协同一体化的服务，借助现代化网络手段积极完善糖尿病全生命周期管理。

一、主要做法

（一）高度重视内分泌科人才梯队建设和业务能力提升

1. 加强专业知识培训　昆山市一院高度重视内分泌科人才培养，先后派出多位医生到北京市、上海市、南京市等地进修及短期学习班培训，并在糖尿病、骨质疏松、性腺及生长发育、孕妇内分泌、痛风等亚专科方向进行深入研究。

2. 鼓励学历再提高　年龄在40岁及以下的临床医生

均已取得硕士研究生学位，其中，2位医生取得博士研究生学位，3位博士研究生在读。

3. **注重继续教育和知识更新**　内分泌科每年安排人员参加国家级、省级年会和继续教育培训班，并鼓励人员参与大会发言、专题讲座等。通过定期或不定期组织医务人员学习国内外最新指南、国际会议最新资讯，并且利用远程视频，对接复旦大学附属华山医院、南京鼓楼医院、苏州大学附属第一医院、苏州大学附属第二医院等开展网络学习，病例讨论和查房等，着力提升全科人员医疗业务能力。经过几年的培养培训，打造了一支能承担医、教、研及慢性病管理的复合型高技能人才队伍。

（二）积极开展"互联网＋医疗"服务，方便患者

1. **常态化开展线上诊疗服务**　内分泌科在新型冠状病毒感染流行期间，推出慢性病患者线上图文/视频复诊，药物免费配送到家服务，还为糖尿病患者开通胰岛素冷链配送。新型冠状病毒感染流行结束后，仍依托江苏健康通平台，常态化开展线上诊疗服务。

2. **互联网医院流程再造方便患者**　昆山市一院不断优化患者就诊流程，改善医院互联网医疗体验，推出医院官方微信小程序，可进行专科挂号预约、查询实验室检查结果等，多种功能满足患者全方位的就诊要求。医院门诊部依托互联网医院进行流程改造，为患者免费开辟"半日诊

专属通道"，为当日就诊患者提供连续性免费线上问诊服务，提供更优质、高效、便捷、安全的医疗服务。

（三）加强医联体建设，提升县域专科能力

作为糖尿病预防与控制相关卫生政策研究与县域内分泌学科发展助力工程试点项目（"蓝色县域"）交流基地，加强医联体建设，向上与南京鼓楼医院、江苏省人民医院、江苏省中医院等上级医疗单位合作，向下与锦溪人民医院、陆家人民医院，以及花桥、青阳、蓬朗、千灯、柏庐、亭林、周市等社区卫生服务中心紧密合作，成功创建江苏省基层内分泌特色科室孵化中心——昆山市协同中心，积极加入"长三角"糖尿病联盟、全国甲状腺疾病联盟、江苏省糖尿病足病联盟、妊娠糖尿病管理学科联盟。

1. **以信息化为基础，打造一体化管理新模式**　建立妊娠糖尿病管理学科联盟，以院内血糖信息化系统为基础，推动双方信息共享和会诊、转诊的实现，并在线上成立"学科联盟"云端科室，采用智云健康院外管理体系，结合饮食、运动，进行血糖监控和记录，并开展医生在线指导，打造妊娠糖尿病全病程一体化防控、治疗、信息管理模式，使妊娠期患者实现早发现、早诊断、早治疗，有效降低或延缓并发症的发生。

2. **通过专家会诊形式，为疑难复杂病例"诊脉"**　上级医疗卫生机构的专家可以通过远程、现场会诊的方式为

下级医疗卫生机构提供专业意见和指导，帮助出具解决疑难病例和复杂疾病的治疗方案；同时，上级医疗卫生机构专家定期到下级医疗卫生机构现场坐诊，方便患者获得专家服务。

3. 提升基层糖尿病专科能力 每年由昆山市一院内分泌科牵头举办各级继续医学教育学习班，为基层医务人员提供培训和教育，提升医务人员糖尿病专业水平和技术能力，提高基层医疗卫生服务质量。

（四）以大数据为依托，开展科学研究

1. 开展全人群慢性病队列研究 以区域居民健康档案为基础，结合医院体检人群记录，建立全人群健康医疗大数据管理序列框架，进行全人群慢性病队列研究。

2. 建立区域糖尿病研究数据库 以全人群健康医疗大数据为基础，整合医院电子病历，利用中国科学院大学健康医疗大数据国家研究院的技术平台，建立和完善昆山市以糖尿病为主的慢性病研究数据库。

3. 建立代谢性疾病生物样本库 依托医院现有生物样本库，引入中国科学院大学国际标准生物样本库建设经验，实现规范化样本采集、处理、存储、运输及入库和安全的数据共享。初期聚焦支持糖尿病、临床代谢罕见病、妊娠糖尿病人群及子代相关研究，为后期建成覆盖全病种、兼具科研服务和临床应用功能的生物样本库奠定

基础。

（五）上下联动，开展糖尿病并发症筛查和签约服务

1. 上下联动开展并发症筛查　在昆山市政府及昆山市卫生健康委员会的大力支持下，昆山市每年组织65岁以上老年人参加免费健康体检，同时，对已确诊的糖尿病患者每年提供并发症筛查项目，包括眼底检查、动脉硬化检测、震动感觉阈值检测、超声骨密度检测等。对于筛查结果呈阳性的患者，基层医疗卫生机构通过向上转诊到上级医院进一步确诊，完善动脉血管超声、肌电图等检查，对确诊的糖尿病并发症患者开展针对性治疗，通过院内、院外多学科联合为患者制定个性化治疗方案。

2. 医联体单位为辖区常住人口提供家庭医生签约服务　每周固定1～2天，基层医疗卫生机构为居民提供测量血压、血糖，慢性病随访，用药指导等健康服务，同时为行动不便的居民上门提供个性化签约服务。居民购买签约健康管理服务包可享受健康体检、疾病筛查、健康评估等22项价值600多元的增值服务，根据个人参保情况支付38元或78元，低收入人群可以免费享有该服务。昆山市一院定期组织专家到基层提供义诊服务，常态化开展健康讲座，通过上下联动，使签约的糖尿病患者享受优质、便捷的服务。

二、工作成效

依托昆山市一院与多个社区卫生服务中心医联体集团，昆山市慢性病管理逐渐规范化、系统化，实现了医院、社区卫生服务中心、医务人员、居民多方共赢的效果。

（一）糖尿病专科上下联动，优化区域专科资源配置

通过建立不同级别医疗机构组成的糖尿病专科合作网络，加强了医疗资源的整合和配置，避免了资源浪费和重复建设。让更多的慢性病患者就近接受基层医疗卫生机构的规范管理和治疗，减轻了上级医院的压力，优化了医院资源的分配，让上级医院在疑难病例上下功夫，扩大了优质医疗服务的覆盖范围。

（二）基层医疗服务能力得到提升，患者需求得到满足

通过上下联动，实现了医疗机构之间的互补和协作。基层医疗卫生机构借助上级医疗卫生机构的专家会诊、技术指导和培训支持，提升自身的服务能力和水平。医共体的建立也为基层医务人员提供了更多的发展机会和职业晋升空间，增强了他们的工作获得感和归属感。同时，上级医疗卫生机构通过向基层延伸满足了患者的多样化需求。通过建立慢性病管理档案、定期随访和健康教育等措施，

能够有效监测和管理慢性病患者的病情，并提供个性化的诊疗方案和生活指导。通过提前干预、规范用药和合理控制医疗费用等措施，有效减少了慢性病患者的医疗费用。通过健康教育和生活方式干预，促进了患者自我管理，减少了不必要的医疗费用，降低了复诊频率，进而更好地控制疾病进展，预防并发症的发生，明显提高患者的满意度和获得感。

案例6

聚焦"医、防、教"，提升县域内分泌学科能力

江苏省淮安市盱眙县人民医院

　　江苏省淮安市盱眙县人民医院是一所三级综合性医院，于2011年开设了内分泌科，2021年加入江苏省基层内分泌特色科室孵化中心盱眙县协同孵化中心。盱眙县人民医院内分泌科通过持续创新慢性病医疗服务模式，聚焦"医、防、教"慢性病特色服务，完善县、乡、村三级慢性病患者智慧医疗服务，推进慢性病防治工作向纵深发展，形成县域慢性病医共体新态势，有效推动县域慢性病医疗服务能力提质增效。

一、主要做法

（一）加强设施设备建设，优化内分泌科室布局

　　1. 加强内分泌科室设备配备，提高患者检测容量与就诊率　在内分泌科常规设置（胰岛素泵、糖尿病治疗仪）

的基础上，增加了动脉硬化检测仪、肌电图仪、免散瞳眼底照相仪、震动感觉阈值检测仪、动态血糖检测系统等设备。设备配置完善后，可满足年均3000人次的检测需求，大大增加了糖尿病患者的检测容量，提高了就诊率。

2. 创新性设立"三大中心"，为糖尿病患者全程管理提供设施基础　内分泌科下设1个独立病区、2个专科门诊，创新性地设立糖尿病中心、糖尿病教育中心和糖尿病病友活动中心，即"三大中心"。①针对盱眙县慢性病患者并发症筛查率较低的情况，在门诊创新性地设置了糖尿病中心，及时筛查糖尿病并发症，降低糖尿病患者并发症的发病率；②在原有1个专科门诊和1个普通门诊的基础上，增设1个专家门诊，在市、县级医院内科中达到较高水平；③设置糖尿病教育中心和病友活动中心，形成糖尿病患者一体化管理和健康教育的思路，有效强化患者的自我管理能力，改善患者临床结局，提高患者的治疗满意度和生活质量。

（二）上下齐发力，加强专业人才队伍建设

1. 加强县级内分泌科专家队伍建设　盱眙县人民医院内分泌科现有主任医师1人（扬州大学硕士研究生导师）、副主任医师3人、硕士研究生10人、省级专科护士2人。与其他县级医院内分泌科相比，盱眙县人民医院内分泌科重点关注拔尖创新人才的发现和培养，鼓励和支持科内医

务人员攻读硕士研究生、博士研究生学位，并给予优越待遇和保障。盱眙县人民医院内分泌科构建起专家队伍和人员梯队，夯实了优势专科的基础。

2. 发挥"传帮带"作用，有效提升基层内分泌科服务能力 盱眙县人民医院与盱眙县 13 家卫生院建立紧密型县域医共体，设立内分泌专家工作室和共建联合病房，每月派驻专科医生到各个卫生院开展坐诊、查房、授课，以及面对面的病例讨论。开展基层内分泌特色孵化项目，现已孵化 3 家基层医疗卫生机构，提高基层医疗卫生机构内分泌慢性病诊疗水平。定期组织基层内分泌专科医生参与盱眙县医院坐诊、查房，切实提升带教水平，形成"传帮带"的良好趋势，已分批次培养两批"基层糖尿病首席医生"共计 14 人，共学习 2 年 360 课时，促进基层医疗卫生机构创新慢性病医防融合管理模式。

（三）加强院内院外管理，打造糖尿病全程管理模式

1. 推进糖尿病全程管理 依托在糖尿病门诊开设的特色糖尿病中心，及时为门诊、住院糖尿病患者提供一站式糖尿病并发症筛查服务，包括糖尿病肾病、周围神经病变、下肢动脉病变及视网膜病变筛查。同时，开设糖尿病专科护理门诊，为糖尿病患者提供咨询指导，评估患者糖尿病相关知识水平、心理状况，实施饮食、运动和用药等个性化指导。依托糖尿病教育中心、糖尿病病友活动中心，对

住院患者开设量身定制的特色宣讲和跳操活动，为糖尿病患者提供针对性的特色服务。每周带领患者跳糖尿病抗阻操2次，帮助患者平衡饮食和运动参数，达到有效控制血糖的目的。建立了糖尿病患者微信群，每日推送相关科普视频、健康常识、典型病例，形成闭环式糖尿病管理模式，增强糖尿病患者自我健康管理的能力。

2. 推行全院血糖管理 全院血糖管理是指将全院所有科室血糖控制不达标的入院患者纳入血糖管理小组进行管理，既有内分泌科的糖尿病患者，也有其他科室的糖尿病住院患者。内分泌科派出1名医生、2名专科护士组成全院血糖管理团队，开展全院血糖管理。积极利用具有专科特色的胰岛素泵和动态血糖监测系统，帮助科室外糖尿病患者尽快实现血糖达标，缩短患者平均住院日，监测全院糖尿病患者血糖波动情况。对于出院患者，通过电话随访系统，分别在患者出院后1周、3个月、1年由糖尿病专科护士进行电话随访，了解患者治疗满意度、血糖控制及并发症情况等。

3. 加强糖尿病管理健康宣教 每月组织1次院外患者回到医院示教室，参与糖尿病知识科普宣教。通过义诊、授课、线上平台科普宣讲等形式，让院外患者加深对糖尿病的认知，及时管控糖尿病；定期与医疗服务部合作开展门诊、社区、乡镇免费筛查活动，促进患者自我管理。与盱眙县疾病预防控制中心联合指导县域内2型糖尿病患者健康管理服务，包括每年4次的面对面随访和1次体检。

二、工作成效

（一）糖尿病患者知晓率和治疗率明显提高

通过近5年创新性糖尿病管理模式，盱眙县糖尿病患者知晓率提高了38%，治疗率提高了26%，糖尿病患者的生活质量得到改善。糖尿病并发症筛查人数逐年增加，2023年全年突破5000人。

（二）形成糖尿病全程、全院管理模式

依托完善的基础设施和设备配置，盱眙县人民医院内分泌科与相关人员共同探索全程和全院管理模式，变被动服务为主动服务，强化了糖尿病患者规范化管理和多学科协作，满足患者多方面的诊疗需求。盱眙县人民医院内分泌科每年帮助约3000例糖尿病并发症患者在其他科室接受内分泌治疗管理；同时，通过全院血糖一体化管理体系，对全院患者的血糖进行实时监测，月均管理糖尿病患者200余人次。

（三）内分泌科和糖尿病管理受到社会广泛认可

近年来，盱眙县人民医院内分泌科先后被授予"糖尿

病标准宣贯试验基地",被评为江苏省"科技服务站",是全国首批"蓝色县域"项目交流基地之一和"中国糖网筛防工程基层筛防示范单位"等,得到社会广泛认可。

案例7

创新医防融合管理模式，助力糖尿病管理水平提升

浙江省宁波市象山县第一人民医院医疗健康集团

为落实"以人民健康为中心"的卫生健康工作宗旨、应对日益严峻的慢性病防控挑战，浙江省宁波市象山县第一人民医院医疗健康集团（以下简称"象山县医疗集团"）依托县域医共体建设，挂牌成立象山县糖尿病防治临床指导中心，深入推进糖尿病医防融合，聚焦标准化管理、精细化服务，全力打造糖尿病管理"334模式"联合"1＋1＋3＋X"健康服务团队新模式，让糖尿病患者可以在家门口享受优质高效服务。

一、主要做法

（一）积极搭建糖尿病综合防治三级网络

1. 加强县级糖尿病防治临床指导 2014年，象山县第一人民医院（以下简称"总院"）内分泌科挂牌成立象山

县糖尿病防治临床指导中心，主要职责为帮扶基层医疗卫生机构提高业务能力，以及探索适宜技术推广应用。通过"青蓝工程"积极培养基层内分泌骨干医生，开展糖尿病模块化培训，内容涉及糖尿病的流行病学特征、疾病分型、分级诊疗路径、慢性并发症诊治、糖尿病药物使用、胰岛素规范注射等内容，详细解读最新糖尿病防治指南，培训基层业务骨干达58人次。通过县级专家下沉基层，开设名医工作室，强化帮扶带教与沟通联络，提高基层糖尿病同质化诊疗水平。

2. 建立糖尿病管理"334模式"运行机制　以基层医疗卫生机构慢性病工作室为"纽带"，建立糖尿病管理的"334模式"，即组织建设"3个一"（建好一支专家队伍、建好一支骨干队伍、建好一间工作室）；诊疗保障"3统一"（统一糖尿病用药、统一培训内容、统一诊疗规范）；服务内容"4结合"（将基本医疗、健康宣教、健康建档、转诊随访服务相结合）。截至2023年底，全县组建集团化运作的慢性病工作室18家，通过总院与分院技术帮扶协作签约，逐步提高基层糖尿病健康管理技术水平。

3. 健全基层糖尿病医防团队网底　优化"1＋1＋3＋X"健康服务团队，组建以分院家庭医生团队为基础，公共卫生机构专业人员、总院专科医生、村（居）网底人员共同参与的全专融合型家庭医生签约服务团队，以"配置统一化、履约同质化、防病体系化、服务精准化"等措施，完成慢性病双向转诊、规范治疗、检查随访、用药指导、健康教育等健康管理工作，确保签约一个、履约一个、满意一个。截至2023年底，打造全专融合服务团队45个，开展管理服务5000余人次。

（二）提升基层糖尿病专科护理能力，优化诊疗流程

1. 探索基层糖尿病专科护理服务　依托集团糖尿病专科护理门诊，开展基层糖尿病专科护士培养。通过理论与实践相结合，选派11名基层护士到专科门诊进行培训考核。考核合格后发放院内糖尿病专科护士证书。基层专科护士每周跟随糖尿病专科医生坐诊，对糖尿病患者开展社区随访、健康教育等，进一步提高基层糖尿病教育的同质化管理。

2. 规范县域糖尿病诊疗流程　实施糖尿病分级诊疗和双向转诊制度。新发糖尿病患者或经药物治疗后血糖仍控制不佳或出现新的并发症的患者需转诊至县级医院进一步评估胰岛功能、筛查并发症并制定治疗方案。在总院完成并发症筛查及调整降血糖方案后，患者转诊至基层医疗卫生机构，由基层医务人员进行随访管理。随访管理过程中出现解决不了的问题，通过微信或电话联系总院内分泌专家团队进行解决，必要时总院可派遣专家到患者家中指导。2022年，总院专家下沉基层开展入户健康指导50余人次。

（三）供给和需求侧同步发力，提升患者健康水平

1. **新技术、新设备赋能助力医患共管**　2023年，集团糖尿病患者血糖管理信息系统正式投入使用，大幅缩短了非内分泌科住院糖尿病患者的住院周期和外科手术时间，并减少了住院费用。推广无创动态血糖仪的使用，减轻患者频繁扎手指的痛苦，通过置入无痛的微型传感器关联对应的手机APP，可以每5分钟自动记录1次血糖数值，连续监测14天，监测数值会同步至本人、家属、主治医生和糖尿病诊疗团队互联网终端，实现血糖共管，深受糖尿病患者欢迎。糖尿病患者可根据每5分钟1次的血糖数值，与医生商讨合适的饮食与运动方式。

2. **扩大基层糖尿病防治服务范围**　基层医疗卫生机构根据《中国糖尿病肾脏病基层管理指南》（2023年）要求，对筛查结果异常的糖尿病患者进行分类管理，开展糖尿病肾病健康促进教育，审核患者用药情况，调整用药方案，避免使用损害肾脏的药物。集团丹西分院下设糖尿病专科门诊、糖尿病护理门诊、糖尿病专科住院病房，于2020年通过了"宁波市基层特色专科"的评审。2022年，集团定塘分院开展"糖尿病同伴教育"，辖区内糖尿病患者糖尿病知识知晓率稳步提高，患者空腹血糖及晚餐后血糖数值均有所下降。2023年，集团大徐分院开展糖尿病肾病防治指导，对参与体检的所有糖尿病患者免费开展尿微量白蛋白和肾小球滤过率两项检查项目。

3. **强化健康教育和健康促进** 建立健康宣讲团志愿服务项目，形成定期糖尿病患者健康教育机制。每月于11日举办健康宣讲团志愿服务，联动医生、护士、营养师等院内资源，开展包括健康讲座、小组互动、线上线下活动、移动课堂的志愿服务项目，帮助糖尿病患者科学控制血糖，改善生活质量，重获快乐健康。截至2023年7月，已开展公益线下讲座98次，直接受益人数超过4000人次。

二、工作成效

近年来，在总院内分泌科团队指导下，集团分院糖尿病专科建设取得一定成效。

（一）糖尿病防治管理成效明显

2022年，象山县糖尿病防治临床指导中心管理糖尿病患者17 641人，规范管理率达70.3%，血糖控制率达55.0%。通过综合管理，提升了糖尿病患者的健康水平，减少了并发症的发生，有效减轻了疾病负担。

（二）创新项目获得社会认可

总院连续5年被宁波市糖尿病防治临床指导中心评为先进集体。健康宣讲团志愿服务项目荣获第二届象山县新时代文明实践志愿服务项目大赛优胜奖。通过每年举行糖尿病健康教育比赛，进一步提高了医护人员的教育能力，比赛中涌现出大量优秀科普小视频。2021年，《"胰"路探寻——胰岛素注射液误区》荣获浙江省糖尿病健康科普大赛第一名；2022年，《认识糖尿病，从"心"开始》荣获宁波市糖尿病健康科普演讲大赛二等奖。

案例8

基于"价值医学"的区域血糖全程管理

浙江省台州市玉环市人民医院健康共同体集团

　　为深入推进玉环市糖尿病知晓率、管理率、达标率提高，浙江省台州市玉环市人民医院健共体集团基于"价值医学"理念，在健共体集团内开展血糖一体化管理新模式，旨在为患者提供院内院外、线上线下一站式智慧化血糖管理。通过全院协作、全专协同、数字化赋能等举措，实现患者、医生、护士、医疗机构之间无缝就诊衔接，不仅对住院高血糖患者实现同病、同院、同治，也对整个区域血糖异常的患者做到实时、全程追踪管理。截至2023年底，健共体精准"管"3000余名住院患者和6000余名基层患者，有效降低了患者发生术后感染、并发症等的风险，缩短了平均住院日，减轻了患者就医负担。

一、主要做法

（一）全院协作，开创全院无科界血糖管理模式

1. 组建血糖管理委员会和血糖管理团队　健共体成立血糖管理委员会，设置主任委员、副主任委员、医疗总监、行政总监、总协调员、重点协助临床科室和辅助科室。各科室、分院职责分工明确，以患者为中心，健全和规范住院患者院后血糖管理流程和诊疗路径，对全院患者血糖实行无科界管理。由内分泌科医生组建一支区域血糖管理团队，24小时接力值守，并由各科室派出医护人员担任血糖管理联络员。对血糖异常的患者，血糖管理团队如同一支特别的"应急小分队"，深入各专科病房为患者及时调控血糖。建立血糖管理的多学科协作模式，为血糖异常患者制定个体化方案、血糖控制目标及随访计划，并根据疾病类型、严重程度等评估分层，遵循个体化原则，使血糖管理更加精细化、个体化。同时，对患者加强糖尿病防治的健康宣教，每季度由全院糖尿病专科护理小组开展全院糖尿病教育管理质量控制，组织学习培训理论与操作技能，保证血糖管理质量。

2. 搭建互联互通的信息共享平台　搭建全院信息化一体化血糖管理系统，通过电子病历HIS系统创立虚拟血糖

管理科室，实现跨科室患者实时血糖监测，自动将患者实时血糖信息通过网络设备传输至工作站与移动终端，使医护人员能够远程实时监测患者血糖，及时发现血糖风险。实行全院信息化、可视化的高效智慧血糖管理。通过建立智慧化、规范化、标准化的全院血糖管理模式，确保每一位患者得到及时、快速、准确、规范的管理与治疗。

3. **建立血糖控制正向激励机制**　为进一步规范医院患者血糖管理工作，保障医疗质量和安全，实现按DIP/DRG下患者正确入组、病组治疗预算最大化和治疗成本最优化，医院制定了质量评价指标，将全院住院血糖管理的患者病例入组率、患者空腹血糖检测率、糖化血红蛋白检测率、并发症检测率、血糖达标率、院内感染发生率、二次入院率、异常患者医保支付权重、医疗费用按项目计算和按DIP/DRG计算的差异情况、平均住院日等指标，以及全院血糖管理率、血糖达标率、会诊完成率等纳入质量考核体系，正向激励医生提质增效。根据科室考核得分情况进行奖励，确保对全院糖尿病患者的管理落实。对于质量考核优秀的医护人员进行奖励，提升医护人员的积极性与执行力。

（二）全专协同，拓展糖尿病院外管理服务

1. **积极探索糖尿病多学科诊疗路径**　2021年1月，引入瑞金医院宁光院士团队和技术，建设标准化代谢性疾病

管理中心，并主动将国家管理标准延伸至分院。通过标准化代谢性疾病管理中心平台、标准化代谢性疾病管理中心医家APP、标准化代谢性疾病管理中心控糖助手小程序、线上线下全周期管理等工具，实现随访、筛查、治疗等同质化管理，实现代谢性疾病一站式、标准化诊疗服务，帮助慢性病患者进行自我管理，帮助医生实现更精准的患者血糖管理及糖尿病并发症管理，从而提高随访效率，提高患者的依从性及科室管理水平。截至2023年12月，通过标准化代谢性疾病管理中心平台管理患者3600余人，代谢性疾病综合管理达标率提高了8%，糖化血红蛋白达标率提高了20%。

2. 推进糖尿病全程化管理　创新个性化家庭医生签约服务包、糖尿病延伸服务包，在原有家庭医生签约服务包的基础上，由专科医生、护士和家庭医生共同负责患者的健康管理、家庭随访指导。与体检中确诊血糖偏高者签订个性化服务后，家庭医生会对血糖偏高者进行评估、分层，制定合理治疗方案，开展健康生活方式干预，减少心脑血管、血管、神经病变等并发症的发生。健共体整合总院慢性病专家、基层分院家庭医生、健康专员、社工及义工等各方力量，积极打造全专科融合团队，为群众提供健康咨询、定期走访、免费体检、上门看病等多样化、个性化、优质化健康服务，引导群众树立防病意识和养成健康生活方式。

3. 探索结合医保支付的管理新模式　在全省范围内率

先推行"两慢病"患者门诊按人头支付和按疗效付费，经复旦大学公共卫生学院卫生经济学评估，高血压、糖尿病患者人均住院费用分别下降了509元和718元。推行"两慢病"门诊临床路径工作，入组慢性病患者就诊时，自动按照临床路径要求进行诊疗，包含医嘱自动生成、医嘱阶段调整自动提醒、慢性病药品处方管理、医保资金使用情况预警。探索"健康＋保险"项目，推进"糖安保"健康服务项目，提供线下精准健康管理、肿瘤筛查等服务，降低保险客户发生严重并发症及重大疾病的风险；为糖尿病患者未入组者减免入组检查项目的费用，优化家庭医生签约流程，简化就医及结算步骤，提供便捷的健康咨询、监测与评估服务，真正实现从"保健康人"向"保人健康"的转变。

（三）关口前移，建立社区血糖管理服务闭环

健共体集团将糖尿病管理端口前移，下沉优质资源，启动社区血糖管理，打造诊前-诊中-诊后一体化管理，建立血糖管理服务闭环。搭建慢性病大数据集成平台，全面采集市域内糖尿病等慢性病患者信息，将区域HIS系统诊疗记录、电子健康档案等系统纳入集成平台实现共享共建，区域慢性病管理数据"一网归集"。实施精准医防融合，为慢性病患者提供线上复诊随诊、送药上门、用药指导、医保支付、健康科普等服务，有效提升基层服务能力。

通过"互联网＋糖尿病"项目的管理平台，实现健康档案建立与更新、健康体检、指标管理等一系列健康管理服务。提升患者自我管理能力，促进患者自我血糖监测，构建社区糖尿病院内外一体化管理模式。通过系统的教育与实践活动，提高社区医务人员对糖尿病的认知和管理技能，在社区筑起糖尿病防治"第一道防线"。

二、工作成效

（一）慢性病管理提高医患满意度

"区域血糖一体化管理"项目运行以来，糖化血红蛋白监测率从63.13%提高至85.7%，并发症筛查率超过70%，参与全院血糖管理的科室患者平均住院天数为6.7天，较2021年同期缩短0.3天。对于医院来说，不仅减轻了非糖尿病专科医生的负担，营造了专业化血糖教育的氛围，还使医患沟通增强，医疗隐患减少，患者总体满意度提高，社会效益增强。对于患者来说，不用转科，血糖异常就得到专科医生的全程管理，不仅缩短了平均住院天数，降低了感染风险，还减少了围手术期并发症的发生及治疗费用。患者对糖尿病专科知识的了解也在教育和管理中增加，患者自我管理水平提高。患者和职工满意度指标在国家公立医院绩效考核中均获得满分。

（二）慢性病管理成效显现

1. **"两慢病"管理不断规范**　2023年，辖区高血压、糖尿病患者规范管理率分别为88.5%和86.9%，远高于浙江省考核要求的60%。

2. **辖区居民健康素养不断提高**　2023年，玉环市居民健康素养水平达40.4%，较2021年提高了6.4%，高于《健康中国行动（2019—2030年）》中的要求（居民健康素养水平不低于20%）。

（三）慢性病管理成为全国"排头兵"

2023年4月，玉环市人民医院入选"全国防控重大慢性病创新融合试点项目"，是唯一一家入选的县级医院。2023年5月，玉环市人民医院被成功评聘为中国健康促进与教育协会县域慢性病健康管理分会主任委员单位。2023年7月，温州医科大学县域慢性病健康管理研究院落户玉环市人民医院，成功举办中国县域慢性病健康管理高峰论坛，来自全国各地的300余名医院管理者及相关领域专家参加会议。2023年12月，在复旦大学公共卫生学院主办的德隆国际公共卫生论坛上，向全球分享慢性病管理经验，承接现场考察，慢性病管理影响力不断增强。

案例 9

以"糖尿病教育"为抓手，提升区域慢性病管理水平

广东省江门市开平市中心医院

广东省江门市开平市针对"血糖不达标"的原因开展专题调查，其中，"对于该疾病相关知识的知晓度较低"占比为23.0%。基于此，开平市中心医院内分泌科以加强对大众的糖尿病教育为切入点，25年来，坚持做糖尿病教育并不断提升、丰富其内涵，多维度提升开平市糖尿病的知晓率及管理能力，并取得良好成效。

一、主要做法

开平市中心医院是开平市医共体总院，其内分泌专科是开平市糖尿病管理的"领头羊"，结合近10年来开平市中心医院内分泌科接诊的患者情况，针对基层初诊患者糖尿病诊断不规范、患者擅自减药或停药、未控制饮食等导致血糖波动，甚至发生酮症酸中毒等问题，于2013年成立内分泌专科时，就确立了以糖尿病教育为抓手，加强患者、

家属及普通人群糖尿病知识普及、宣传，提升专科影响力。首先，强化内分泌专科医护人员的科学素养，打造专业化的糖尿病教育团队，管理好内分泌专科患者；然后，扩大至全院非内分泌专科医护人员，壮大糖尿病教育队伍，管理好全院糖尿病患者；最后，借助医共体平台，进一步将糖尿病教育队伍扩大化，深入社区末梢，管理好区域内糖尿病患者。通过实现糖尿病教育队伍最大化，扩大糖尿病防治知识普及的广泛性、纵深性和可及性，加强患者、家属及普通人群糖尿病知识的普及、宣传，提高糖尿病知识的知晓率，扩大内分泌专科影响力。

（一）重视医护人员教育，提高整体管理水平

1. **打造糖尿病教育专科团队**　重视本专科医护人员的糖尿病教育培训，通过"以老带新"、外出学习、到上级医院进修等多种途径，培养专业的糖尿病教育医护人员。定期邀请中山大学附属第三医院内分泌科教授到科室授课、查房，提高医护人员的专科理论和临床实践水平。为保证教育的同质化，自2013年起，每年举办糖尿病教育技能大赛，要求除科室主任、护士长外的全体医护人员参加，邀请本院及外院专家进行评审，营造全体重视糖尿病教育的氛围，以评促学、以评促进，将其打造成为相互交流、相互学习的平台，促进科室教育水平整体提升，发掘糖尿病教育人才，为进一步做好糖尿病教育工作打下基础。

2. **推进院内糖尿病管理同质化** 加强院内非糖尿病专科的医护人员培训。2018年成立院内血糖管理小组，建立小组微信群，每月定期开展糖尿病诊断、评估、药物治疗、并发症防治等知识的院内培训。每个临床科室设1名血糖管理医生和1名护士，接受糖尿病防治专业知识培训并在通过考核后加入院内血糖管理团队，负责对本科室其他医护人员进行糖尿病知识培训和糖尿病患者血糖管理，内分泌专科医护人员提供全天候咨询及会诊。经过2年的强化培训，基本实现全院血糖管理同质化，降低了围手术期患者风险，为实现出院后糖尿病专科诊疗无缝衔接打下基础。

3. **提升开平市糖尿病规范化诊疗整体水平** 加强基层医护人员糖尿病规范化诊疗培训是保证糖尿病诊疗同质化的关键环节。自2013年起，每年举办国家级、省级、市级等继续教育学习班，邀请国内知名内分泌专家，面向开平市所有专科、非专科医护人员普及糖尿病专业知识、糖尿病领域前沿研究及发展趋势。截至2023年，共举办30场以上培训，参与培训人数超5000人次，有效提高了区域内糖尿病等慢性病管理的整体水平。2017年起，以医共体建设为契机，每年举办1期面向乡镇卫生院、社区卫生服务中心、乡村医生的糖尿病慢性病管理学习班，18个医共体成员单位及村医全覆盖。每月定期到基层医疗卫生机构进行查房、授课，提高基层医护人员解决临床问题的实践能力。同时，建立开平市内分泌专科医生群及村医联系网，加强与基层医护人员的联系交流，为促进开平市糖尿病诊疗同质化做好前期工作。

（二）对糖尿病患者进行分类管理，保证管理效果

1. 针对住院患者开展院内和出院后管理　针对住院患者，为每位初发糖尿病患者派发糖尿病知识手册，由主管医生、主管护士进行初步糖尿病知识宣教并解答患者的疑问，每周三组织全科室糖尿病患者及有意愿参与的患者家属集中进行患者教育，内容涵盖糖尿病病因、生活方式调整、药物用法及注意事项、胰岛素笔的正确使用方法、低血糖的预防和处理、血糖控制目标、并发症防治、糖尿病病程及预后、糖尿病有关谣言及误区答疑等，保证每位患者及其家属在出院前具备基本的糖尿病防治知识。重视患者的心理疏导，促进患者通过改变生活方式控制血糖和建立健康生活的信心，提高患者的依从性。出院后1周进行常规随访，跟进患者日常自我管理的情况，针对存在的问题进行二次患者教育，保证治疗效果。

2. 提高门诊患者自我管理能力，改变生活方式　针对门诊患者，1995年在江门市率先成立了"开平市糖尿病学校"，制订年度讲座计划，每月15日下午举办免费讲座，内容涵盖糖尿病三级预防、药物、运动、饮食、自我监测、并发症防治、代谢综合征防治、心理调适等糖尿病全方位管理内容，对患者及其家属进行相关知识科普。截至2020

年，已举办免费讲座300余次，覆盖人群7000余人次，切实提升了糖尿病患者自我管理能力。

3. 发挥医共体组织优势，扩展科普传播深度，实现糖尿病全程、连续教育 以医共体为"纽带"，建立资源整合、协同发展、责任共担、利益共享的慢性病防治网络，以糖尿病作为慢性病管理的抓手，探索建立适合开平市实际情况的慢性病一体化管理模式。开平市中心医院内分泌科专科医护人员作为技术支撑，乡镇卫生院公共卫生服务管理团队作为依托，联合乡村医生，形成县、镇、村一体化的家庭医生管理团队，将糖尿病防治的科学知识"送上门"。结合基层慢性病管理随访，针对不同人群、不同疾病发展阶段制定符合其病情需要的教育内容，开展患病人群及高危人群分层精细化管理，实现对糖尿病患者的全程、全生命周期健康教育。

（三）多途径普及糖尿病知识，拓宽传播广度

1. 开展针对糖尿病的专项宣传 自2013年起，每年在"联合国糖尿病日""全民营养周"等期间举办大型义诊及讲座活动，通过免费血糖筛查、派发自制的糖尿病知识手册、专家现场免费咨询等方式，提高开平市糖尿病知晓率、高危人群筛查率和糖尿病早期发现率。

2. 与多类功能社区协作扩展传播深度 与政府机关、共青团组织、义工组织、老年大学、敬老院、社区医院等

合作，不定期开展专项义诊、讲座等活动，深入社区，向特定人群传播糖尿病防治知识，平均每年开展 3～5 次。

3. **多种途径拓宽传播的广度**　借助医院微信公众号平台，不定期发布糖尿病科普文章。与开平广播电视台保持合作，积极参与电视新闻的健康科普栏目（每年约 3 次）。与开平市科学技术协会、《江门日报》等平台合作，参与互联网线上直播科普栏目，单次直播浏览点击量超过 35 000人次。

二、工作成效

（一）糖尿病规范化管理覆盖人群增加

自 2020 年紧密型县域医共体成立以来，慢性病防治网络逐步形成，诊疗技术逐步下沉基层，糖尿病防治逐步规范化、同质化，纳入基层慢性病随访的患者逐年增多，惠及人群逐步扩大，开平市纳入慢性病管理的糖尿病患者达到 15 988 人。数据显示，2020—2022 年，随访的糖尿病患者人数从 4788 人增长至 9867 人，体检人次数从 16.9 万人次增长至 22.2 万人次，糖尿病患者空腹血糖达标率从 74.1%提高至 79.0%。

（二）基层医护人员糖尿病规范化管理水平提升

经过多年的培训，基层医护人员、乡村医生的糖尿病诊疗水平得到提升，基本杜绝了指尖血糖诊断糖尿病、因医源性不合理用药导致严重低血糖等现象。对2013—2017年、2018—2019年和2019—2022年三个阶段的数据进行分析，结果显示，住院糖尿病患者低血糖的发生率从2.1%降至1.7%，糖尿病患者因发生低血糖的入院率从0.9%降至0.8%，糖尿病酮症酸中毒及糖尿病性高渗性昏迷发病率从2.0%降至1.7%。上述数据表明，开平市糖尿病管理质量逐步提高，对糖尿病急性并发症的控制趋势向好。

（三）糖尿病教育初见成效，实现专科可持续发展

通过做好、做大、做强糖尿病教育工作，开平市中心医院培养了一支糖尿病管理专业团队。经过持续不断的建设，入选全国首批"糖尿病预防与控制相关卫生政策研究与县域内分泌学科发展助力工程试点项目"（"蓝色县域"项目）交流基地，获得"国家级巾帼文明岗"荣誉称号。2023年，开平市中心医院内分泌科被评为江门市重点专科。

第三部分

整合联动，提升基层慢性病管理能力

探索"114"社区糖尿病管理服务新模式

江苏省常州市天宁区茶山街道社区卫生服务中心

糖尿病"医筛防教"管理是糖尿病综合管理的关键，可为糖尿病患者提高生存质量提供有力帮助。近年来，江苏省常州市天宁区茶山街道社区卫生服务中心在上级医院的帮扶指导下，加强糖尿病防治专科能力建设和综合管理，强化糖尿病"医筛防教"，促进糖尿病管理提质增效。

一、主要做法

（一）上级医院帮扶，逐步形成基层内分泌专科特色

2021年6月起，在常州市第一人民医院内分泌科的指导下，茶山街道社区卫生服务中心开展糖尿病并发症筛查工作。该卫生服务中心作为江苏省基层内分泌特色科室孵化中心常州市第一人民医院分孵化基地，开设了糖尿病专

家工作室，培养糖尿病首席医生，成立糖尿病标准化门诊，组建糖尿病管理团队，创建江苏省基层糖尿病并发症筛查工作站。同时，加强眼底照相仪、震动感觉阈值检测仪、四肢多普勒等糖尿病筛查设备的配备及口服、注射和中药类等降糖控糖药品的配备，逐步形成内分泌科特色专科，内分泌疾病管理能力不断提升。

（二）推进规范化管理，创新"114"糖尿病管理服务新模式

茶山街道社区卫生服务中心开展糖尿病患者规范化管理，探索"114"糖尿病管理服务新模式，即1个工作站——糖尿病筛查工作站，根据糖尿病筛查所需，投入设备及场地；1个项目——糖尿病及其并发症早筛、规范化防治项目，由国家级内分泌疾病防治工作组和江苏省基层卫生协会发起；4方共管——由家庭医生团队、糖尿病首席医生、上级医院内分泌科专家、健康管理公司健康管理专员四方组成管理团队，分工协作开展糖尿病患者的综合管理。

1. 开设专家门诊，强化糖尿病患者管理 组建糖尿病管理团队，通过参加常州市基层糖尿病首席医生、省级糖尿病筛查专项护士等专项培训，提升糖尿病诊疗管理能力。在江苏省基层内分泌特色科室孵化中心常州市第一人民医院分孵化基地的全力支持下，茶山街道社区卫生服务中心

引入专家资源，上级医院内分泌科主任医师每月2次定期出门诊，开展"传帮带"教学，助力基层糖尿病管理团队建设，提升基层糖尿病诊疗能力。

2. 四方协同共管，提升服务质效　由家庭医生团队、糖尿病首席医生、上级医院内分泌科专家、第三方健康管理公司健康管理专员四方协同管理。结合患者情况，开展个性化糖尿病自我管理健康教育，制订个性化健康管理计划，增强管理效能。家庭医生团队指导教育患者定期监测，糖尿病首席医生开展诊治及糖尿病并发症筛查，上级内分泌科专家开展疑难病例指导及临床带教，第三方公司健康管理专员负责筛选通知与督促联系。经过2年的糖尿病管理，糖尿病管理团队已能独立开展常规管理。除专家门诊外，其他时间由社区卫生服务中心糖尿病医生管理患者。

（三）加强"医筛防教"融合，促进分层分类管理

基于重点人群体检与筛查数据，对糖尿病患者进行分层、分类管理。对于血糖控制不稳定和伴有并发症的患者，纳入重点管理，由常州市第一人民医院内分泌科专家指导，为患者进行全面、准确的身体评估，制定标准化的综合治疗方案，减缓糖尿病并发症的发展。将血糖控制不稳定但无并发症的患者纳入精细化管理，由糖尿病首席医生进行诊治、用药和健康教育。将血糖控制稳定的患者纳入慢性

病管理，由家庭医生团队进行定期随访管理。第三方健康管理专员负责糖尿病患者全程管理，包括筛选对象、通知预约和督促联系。糖尿病管理团队对管理的1700余名糖尿病患者进行梳理，对于病程超过5年的患者开展筛查。

（四）新增个性化签约服务包，加强糖尿病并发症的管理

为有效管理糖尿病患者，新增糖尿病筛查个性化签约服务包，提高糖尿病患者并发症管理成效。新增糖尿病个性化服务包在检查检验等项目上进行优化重组，更贴合糖尿病管理的要求。在服务费用上出台优惠措施，减轻患者经济负担，减少医保支出。糖尿病个性化服务包有机整合糖尿病并发症筛查项目，包括眼底照相仪、震动感觉阈值检测仪、四肢多普勒、颈动脉超声、糖化血红蛋白检测仪等。在开展筛查时，提供血糖、血压、尿微量白蛋白等免费监测服务，提高患者的依从性。

（五）引入市场健康管理专员，助力糖尿病管理能效提升

茶山街道社区卫生服务中心引入第三方健康管理公司，由其安排1名健康管理专员定点在该卫生服务中心协助糖尿病管理团队，做好筛选对象、通知预约和随访督促等，提高患者管理的黏附性和依从性。

二、工作成效

茶山街道社区卫生服务中心通过探索"114"糖尿病管理服务模式，规范化开展糖尿病患者健康管理，使基层医疗卫生机构糖尿病管理成效实现"三提升"，即提升了基层糖尿病并发症的筛查诊断和处理能力、群众满意度和医务人员获得感。

（一）流程再造，管理过程更加优化

通过建设糖尿病并发症筛查工作站点，糖尿病患者的管理模式趋于合理，服务流程更加优化。糖尿病患者管理从粗放式向精细化转变，监测从单纯测血糖向多手段监测转变，提高了患者对疾病管理的重视程度。以减少或延缓患者并发症为目标，优化筛查项目，将眼底病变、神经病变、肾脏病变等纳入筛查，早发现、早干预并发症，从而提高管理质量及患者生存质量。

（二）制作管理手册，服务更加规范

茶山街道社区卫生服务中心制作了糖尿病管理手册，将糖尿病管理内容、健康教育知识、胰岛素注射知识、随访时间、随访时长等纳入管理手册，患者在接受管理的同时也能学习糖尿病相关健康防治知识，强化患者是健康管

理第一责任人的理念，提高了糖尿病管理团队开展筛查与防治服务的规范性。

（三）全专结合，服务成效明显

2022年以来，茶山街道社区卫生服务中心对637例糖尿病患者进行并发症筛查，纳入精细化管理146例。经过2年的管理，血糖控制稳定人数达450例，控制率达70.6%。上转至专科医联体单位（常州市第一人民医院内分泌科）治疗82例，血糖控制稳定后下转78例，形成上下畅通的糖尿病患者转诊通道。通过全科医生、糖尿病首席医生、上级专家、健康管理专员的联合管理，糖尿病患者的血糖控制稳定率提高。

（四）加强绩效保障，人员得到激励

茶山街道社区卫生服务中心将慢性病管理的数量、质量、居民满意度纳入绩效考核指标，并根据考核结果进行奖励。设置新项目、新技术奖励，鼓励医务人员开展新技术、新项目，更好、更优地服务于慢性病患者。茶山街道社区卫生服务中心落实"两个允许"要求，将有偿签约和个性化签约纳入家庭医生签约服务的激励机制，有效调动了医务人员的积极性。服务能力提升，新技术、新项目的开展和有效的激励机制为"114"糖尿病管理服务模式可持续发展奠定了长期基础。

案例2

推进医防融合，提升基层慢性病管理能力

江苏省常州市武进区卫生健康局

近年来，江苏省常州市武进区整合医疗公共卫生优质资源，优化健康管理团队，改进服务流程，借助信息化支撑，开展慢性病医防融合项目，激励家庭医生开展预约上门和家庭病床服务，创新基层慢性病管理模式，持续提升基层慢性病管理能力。

一、主要做法

（一）强化功能聚合，推进医疗与公共卫生服务一体化

武进区16家乡镇卫生院在门诊醒目区域设置健康管理中心和家庭医生签约门诊，提供居民建档、签约履约、健康体检、慢性病随访、"两慢病"用药申请、预约专家门诊和住院等服务。借力医联体专家指导，促进高血压、糖尿病等慢性病管理规范化，缓解群众"看专家难、到三级医

院住院难"的问题，改善居民看病就医感受度。

（二）组建医防联合体，规范基层公共卫生服务管理

武进区疾病预防控制中心先后与寨桥卫生院、漕桥卫生院、西湖街道社区卫生服务中心签约组建医联体，制定医联体实施方案，建立"领导小组＋联络员＋指导团队"的队伍体系，选派16名公共卫生骨干下沉基层医疗卫生机构开展结对帮扶，及时发现薄弱环节，研究制定整改措施，规范基层公共卫生服务管理，高质量完成重点目标任务。

（三）派百名专家下基层帮扶，提升基层慢性病管理能力

制定《关于选派区三级公立医院业务骨干下基层帮扶家庭医生团队的实施意见》，从3家三级公立医院选派118名专家融入武进区193个家庭医生团队开展结对帮扶工作，选派专家职称均为内科副主任医师及以上，每年随团队进村入户开展义诊咨询活动至少4次，指导患者合理用药、预约大型检查，缩短患者的排队时间，将疑难杂症患者转诊至三级医院住院治疗，解决群众"看专家难、到三级医院住院难"的问题。三级医院专家采取门诊坐诊、病区教学查房、专题讲座等形式帮扶基层提升医疗服务能力，让慢性病及康复期患者留在基层治疗，解决乡镇卫生院"留

得下、接得住"的问题。

（四）开展慢性病筛查，提升基层特色科室服务能力

各乡镇卫生院争取属地政府支持，将慢性病筛查列入为民办实事项目，积极开展糖尿病、慢性阻塞性肺疾病、肾病、心脑血管疾病、消化道肿瘤高危人群5项医防融合特色慢性病筛查项目，累计筛查1.5万人，并及时反馈筛查结果。干预高危人群6300余人，实现慢性病早发现、早干预、早治疗。通过以医带防、以防促医、医防互动，提升基层特色科室服务能力。

（五）数字技术促进患者参与，强化慢性病全程管理

为提升慢性病数字化管理水平，武进区基层医疗卫生机构配置具有自动上传数据功能的血压、血糖检测数字化终端设备，高血压、糖尿病等慢性病患者随访监测数据实现自动上传，促进慢性病管理真实、规范。各乡镇卫生院成立糖尿病并发症筛查工作站，加强乡村医生专业培训，同步配齐慢性病药品，居民自主到村卫生室配药随访，提高了慢性病面对面随访率。乡村医生对在管糖尿病患者开展并发症筛查，检查结果由专家解读并提供治疗意见及建议。通过对糖尿病患者规范管理及"两筛三防"，实现以筛为防，早筛早治，减少或延缓严重并发症的发生，降低致残率，提升对糖尿病患者的管理水平。

（六）百名讲师开展健康宣讲，倡导健康生活方式

各乡镇卫生院门诊医生在诊疗的同时能够及时调阅患者健康档案，开展慢性病随访、健康宣教、发放健康处方。同时，武进区成立百名讲师团，走进村（社区）、企业、学校开展健康知识巡讲，对不同群体有针对性地开展健康素养知识宣讲，倡导合理膳食、适量运动、戒烟限酒、心理平衡的健康生活方式，有效提升居民健康素养水平，促进居民身心健康。

（七）以居民需求为导向，开展预约上门和家庭病床服务

为促进家庭医生签约服务工作提质增效，武进区创新家庭医生服务模式，鼓励开展个性化有偿签约服务，结合长期护理保险政策和乡镇居家养老服务中心，家庭医生为失能老人、残障人士、术后康复期患者开展预约上门和家庭病床服务。2022年，武进区一般人群签约率达78.0%，重点人群签约率达96.5%，个性化有偿签约服务包11.5万个，签约人数占重点人群的52.5%，开展预约上门服务5126次，建立家庭病床520张，2020—2022年累计建立家庭病床1200余张。

二、工作成效

（一）慢性病管理能力得到提升

武进区推进三级公立医院百名医疗专家、疾病预防控制中心公共卫生骨干下沉基层帮扶，以高血压、糖尿病等慢性病管理为突破口，以慢性病管理团队为载体，强化基层医疗卫生机构医疗与健康档案管理、健康教育、健康体检、慢性病随访、家庭医生签约服务等多途径、全方位深度融合，持续提升基层慢性病管理能力。

（二）慢性病管理成效明显

2022年，武进区居民健康素养水平为40.8%，电子健康档案建档率达96.3%、使用率达66.5%，65岁及以上老年人城乡社区规范健康管理服务率达78.9%，高血压患者基层规范管理服务率达85.5%、管理人群血压控制率达76.7%，2型糖尿病患者基层规范管理服务率达84.9%、管理人群血糖控制率达60.8%。在各项重点目标完成数量任务的同时保证质量，有力推动了慢性病患者管理高质量发展，以人为本的健康结果得到体现。

案例3

提升基层专科服务能力，增强
糖尿病患者管理医防融合效果

江苏省泰州市靖江市季市镇中心卫生院

2020年6月，江苏省泰州市靖江市季市镇中心卫生院建立了"糖尿病并发症筛查工作站"，开展亚健康人群、糖尿病人群、糖尿病前期人群糖尿病（并发症）的筛查工作。2021年3月，季市镇政府将糖尿病并发症筛查工作作为政府为民办实事的民生项目。政府每年出资5万元为辖区糖尿病高危人群、现患人群提供糖尿病及并发症筛查，用3年时间完成辖区全覆盖。

一、主要做法

（一）强化政府组织领导

季市镇高度重视慢性病防治工作，针对辖区居民糖尿病发病率高的问题成立糖尿病并发症筛查工作领导小组和业务开展小组。领导小组组长由季市镇政府分管镇长担任，

副组长由属地政府卫生健康部门负责人与卫生院院长担任，成员由季市镇政府卫生健康部门专职人员、季市镇中心卫生院副院长及内科主任担任。业务开展小组由卫生院分管院长、相关职能科室负责人、相关科室负责人组成，并制定全镇糖尿病并发症筛查工作实施方案。

（二）加大资金投入

1. 建设糖尿病并发症工作站　高标准配置眼底照相仪、眼底影像自动分析工作平台、全自动特种蛋白分析仪、全自动外周血管检测系统、震动感觉阈值检测仪、肺功能检测仪、骨密度检测仪、心电监护仪等设备，为糖尿病并发症筛查提供完善的设施设备基础。

2. 设置慢性病筛查防治中心与慢性病全专一体化门诊　慢性病筛查防治中心配有糖尿病"两筛三防"智能管理系统、公共卫生信息化管理系统、远程会诊中心系统，充分利用数字化、智能化、信息化手段，实现慢性病管理从院内延伸至院外，全专有机协同融合，实现全病程一体化管理。

3. 加强糖尿病病区建设　先后购置6台进口胰岛素泵、24小时血糖动态监测设备、住院糖尿病患者健康教育与运动健康区和住院患者糖尿病饮食订餐软件等设施设备，建成功能完备的糖尿病病区。

（三）加强人才队伍建设

1. 成立家庭医生服务团队　季市镇组建了11支家庭医生团队，团队成员由乡村医生、公共卫生执业医师（以下简称"公卫医生"）、全科医生（专科医生）、护士、药师、社区计生专干、志愿者组成。

2. 开展专业人才资格培训　季市镇先后有6人参加江苏省基本公共卫生服务技术指导中心举办的慢性病医防融合专业培训班，分别获得糖尿病并发症筛查、高血压靶器官筛查医师/护士资格证书和运动处方医师资格证书。

3. 引进医联体及医共体专家　季市镇聘请8名三级医院相关专科专家到卫生院慢性病全专门诊或专家工作室坐诊、查房、带教，提供医疗技术保障，实现了辖区老百姓在家门口就能享受"三级医院"医疗服务。

（四）落实激励保障措施

1. 探索属地政府慢性病防控服务职能，并给予专项资金保障　季市镇将慢性病管理工作纳入对计生专干工作的专项考核，配合卫生院家庭医生服务团队做好重点人群健康管理工作。每年专项资金投入用于卫生院慢性病管理硬件设施建设，为慢性病工作开展提供一定资金保障。

2. 以点带面，扎实推进医防融合与家庭医生签约服务　通过糖尿病并发症筛查工作站建设与筛查工作，不断创新优化医防融合与家庭医生签约服务内容、工作流程、管理模式。既改变了医务人员原有的医防分家的观念，又提高了患者的依从性。家庭医生团队成员与辖区老百姓建立"黏合、信任"关系，形成辖区群众"有疾病，找村医/家医"模式，在健康管理过程中做到"管得好，能转诊"，季市镇中心卫生院各科室能够"接得住，留得住"，为季市镇中心卫生院特色专科建设和高质量发展赢得群众信任。

3. 设立"两筛三防"工作专项经费用于绩效考核，调动医护人员的积极性　根据季市镇中心卫生院近3年公共卫生服务的数量、质量考核结果测算出所需专项经费。同时，细化工作项目、明确工作单价，运用考核方案根据工作数量、工作质量核算发放服务费用，所得专项经费不纳入绩效工资总额，激发了基层医护人员工作热情，提高了基层慢性病筛防积极性和能力。

二、工作成效

整体上，通过近3年的不断努力，基层医疗卫生机构在糖尿病防治方面的业务能力得到实质性的提高，先进诊疗技术下沉到了基层，卫生院业务能力和影响力大幅提升，辖区内乃至周边糖尿病患者获得了优质、高效的专业医疗和健康管理服务。

（一）实现"糖尿病两筛"全覆盖，规范了健康管理服务

季市镇辖区常住人口约2.5万人。近3年来，通过"一筛"筛查出糖尿病高危人群8268人、糖尿病前期人群1350人、糖尿病确诊人群2020人。通过"二筛"确诊轻、中度糖尿病并发症650人，重度糖尿病并发症58人。对2次筛查检出的糖尿病相关人群实行家庭医生签约服务，做到应签尽签，针对性地开展糖尿病人群的三级预防服务。

（二）基层慢性病患者就诊率提高，促进基层业务发展

近3年来，通过开展糖尿病医防融合服务模式改革，强化家庭医生签约服务工作，辖区慢性病患者在村卫生室与卫生院的就诊服务量增加，带动了基层医疗卫生的发展。慢性病用药数量和药品收入逐年提高，高血压和糖尿病患者在季市镇中心卫生院就诊量每年递增50%。同时，卫生院门诊就诊量、住院人次、医疗业务收入同步逐年增加了15%。

（三）做好糖尿病筛查工作，促进卫生院特色专科建设和可持续发展

季市镇以糖尿病并发症工作站建设为契机，探索医防融合＋家庭医生签约服务模式，带动特色专科创建与发展，

实现卫生院健康持续发展。2021年10月，季市镇中心卫生院成为江苏省首批糖尿病"两筛三防"试点单位；2022年6月，季市镇中心卫生院建成慢性病筛防中心、慢性病一体化门诊；2023年，通过首批"基层医疗卫生机构糖尿病规范化管理中心–三星级门诊"验收；先后创建成一批有影响力的基层特色专科，如内分泌科（糖尿病科）、康复科和中医科"四星级"中医馆等。

案例 4

端口前移，做好糖尿病足的社区早期综合防治

浙江省宁波市江北区外滩街道社区卫生服务中心

糖尿病足是指糖尿病患者长期血糖控制不佳，导致血管病变、微循环障碍、糖尿病神经病变、患者保护性感觉丧失或减弱，在外伤等诱因下形成的一种严重疾病。糖尿病足的治疗复杂，需要多学科联合会诊，且医疗花费巨大、预期治疗效果不佳、致残率高，家庭和社会的负担均较重。因此，早期预防、识别糖尿病足，尽早给予专业的干预尤为重要。浙江省宁波市江北区外滩街道社区卫生服务中心积极开展慢性病一体化门诊建设，引进糖尿病足创面修复专家团队，着力推进社区糖尿病并发症精细化管理，以系统化管理糖尿病足及创面感染为出发点，主动筛查社区慢性病人群潜在糖尿病足患者，以实现早防早治，已取得较好成效。

一、主要做法

（一）对目标人群开展筛查

在社区居民中开展筛查活动，提前发现慢性病患者和潜在糖尿病足患者，对其高危因素进行甄别，及时采取针对性干预措施。①通过进社区、进养老院、进康复医院的"三进"活动，筛查出早期糖尿病足及其他潜在慢性创面；②对筛查出的患者进行分级管理，登记造册，建立健康档案，签约家庭医生，建立家庭病床。

2023年，外滩街道社区卫生服务中心连续2次进入江北洪塘优加养老院和宁波市南山老年疗养院进行筛查活动，同时联合社区居委会以健康大讲堂的形式开展了5次糖尿病足及创面感染筛查活动。通过对受检者足部神经、血管、皮肤等的检查，评估糖尿病足的风险等级，提供专业性指导和管理。

（二）推进健康促进措施

外滩街道社区卫生服务中心通过组织团体性健康教育活动、开展健康讲座等，宣传健康生活方式，帮助居民积极开展自我健康管理，督促其养成良好生活习惯。针对糖尿病足患者病程长、并发症或伴发疾病多、用药相对复杂，患者常处于抑郁或焦虑状态。外滩街道社区卫生服务中心积极引入普适性心理干预措施，与患者构建良好的沟通氛围，让患者主动参与诊疗过程，提供必要的解释，及时告知预期效果和用药注意事项等，促进患者能够更加积极、主动地配合治疗。截至2023年底，外滩街道社区卫生服务中心组织的创面感染防控宣传活动覆盖人群达2000人次，目标人群的创面感染预防意识得到显著提高。

（三）实施针对性系统化管理

建立分层分级的糖尿病足管理模式：①对初次诊断为糖尿病的患者，加强足部保护的健康教育，提醒患者注意保持足部清洁卫生、穿合适的鞋袜、防止足部受到外部伤害等，做精、做细足部皮肤护理；②针对初筛确认为糖尿病足的高危人群，由签约家庭医生为其制定个性化干预方案及随访计划，进行血压、血脂、血糖强化管理；③对初筛确诊为糖尿病足的患者，由专科医疗团队＋全科医生联合实施全程专科化管理，由专科医疗团队制订诊疗计划，将评级严重的患者转诊到上级医院，必要时进行手术治疗；④针对足病基本康复或已进入康复阶段的患者，由家庭医生＋专科康复团队联合，通过开展康复训练和指导患者自我康复等方式，帮助患者快速恢复健康。

二、工作成效

通过筛查、预防、治疗和后期康复等综合干预，提高了目标人群的糖尿病足和创面感染管理水平，降低了并发症的发病率，取得了良好的效果。

（一）目标人群筛查发现早

2023年，外滩街道社区卫生服务中心开展的糖尿病足筛查活动共筛查了1000人，其中80余人被诊断为糖尿病足高危者，为其提供相应的专业建议和技术指导，延缓和避免病情的进展。

（二）服务对象获得感增强

在患者自我管理方面，外滩街道社区卫生服务中心实施系统的糖尿病教育和糖尿病足部护理，促进了患者自我管理，构建了连续、动态、个性化的管理模式，使健康教育更具有针对性，提高了教育的实效性，使社区居民对糖尿病足的认知起到以点带面的传播效果。外滩街道社区卫生服务中心在管慢性病人群对糖尿病足的知晓率由原来的不到10%提高至62%。80余例糖尿病足高危者在健康生活方式和日常足部护理水平等方面均有不同程度的改进和提高，干预后患者的依从性由5%提高至85%。

（三）基层医务人员能力提升快

基层医务人员创面管理和护理水平明显提升，共培训糖尿病足创面管理基层医护人员50名，为患者提供及时、有效的敷料更换，创面护理和康复锻炼等服务。追踪管理显示，纳入管理的患者创面情况较之前均有不同程度的改善，为促进患者康复提供了有效、专业的技术支撑。

案例 5

开设糖尿病专病门诊，提供一站式服务

浙江省宁波市奉化区莼湖街道社区卫生服务中心

浙江省宁波市奉化区莼湖街道社区卫生服务中心服务人口约6.2万人，管理糖尿病患者1637人。近年来，莼湖街道社区卫生服务中心聚焦慢性病医防融合，以慢性病全周期健康管理为路径，通过完善软硬件设施、提升诊疗能力、强化服务管理等多项举措，持续提升基层慢性病综合管理水平。2016年，莼湖街道社区卫生服务中心与宁波市糖尿病防治中心（宁波市第一医院内分泌科）合作，建立规范化糖尿病诊疗工作室。2022年，建立"两慢病"一体化门诊，通过医共体总院内分泌科帮扶，对莼湖街道片区糖尿病患者实行筛查、诊治、并发症筛查和治疗一站式服务，提高了患者就医体验感和满意度。

一、主要做法

（一）夯实糖尿病专科基础，提升糖尿病防治质效

莼湖街道社区卫生服务中心开设糖尿病专病门诊，以糖尿病管理为抓手，健全协同机制，规范患者门诊就诊、随访、健康指导等一系列流程，实行患者就诊和随访相结合，确保专线上报、专人随访、专人管理，实现糖尿病患者闭环管理。糖尿病管理人数逐年增长，截至2023年底，莼湖街道社区卫生服务中心在册管理糖尿病患者人数1637例，签约患者1583例，签约率达96.7%。

（二）加强团队建设，打造专科诊疗队伍

莼湖街道社区卫生服务中心组建了一支由临床医生、专职护士、公卫医生为核心的协作团队，先后安排10多名临床医生到宁波市慢性病精品班进修学习，5名糖尿病专职护士到上级医院内分泌科护理部进修学习，2人参加浙江省糖尿病首席医生培训项目。同时，外聘上级医院内分泌专家2名，在糖尿病专科领域与上级综合医院实现诊疗服务同质化。

（三）改进管理方式，促进糖尿病全方位、全流程管理

利用体检筛查、门诊诊断、社区公共卫生糖尿病管理及家庭医生签约等方式对糖尿病患者进行全方位管理，包括定期进行患者教育、血糖检测指导、饮食指导、自我管理教育、运动教育及药物注射技术指导等，并对并发症进行早查早治（糖尿病足、糖尿病性视网膜病变、糖尿病肾病、糖尿病周围神经病筛查等），落实医共体内部双向转诊，实行糖尿病患者的闭环管理。同时，开展家庭病床护理及中医适宜技术应用、互联网＋护理等延伸服务。此外，莼湖街道社区卫生服务中心每月在慢性病一体化门诊组织1～2次糖尿病健康教育讲座，现场解答糖尿病相关问题。

（四）建设慢性病一体化门诊，促进糖尿病管理规范化

先后投入资金80余万元建成慢性病一体化门诊，内部开设诊前服务区、健康宣教室、慢性病一体化诊室、特殊检查室、全科诊室等。配备满足诊前、诊中一站式服务流程要求的设备：①诊前管理区标配候诊椅、电脑、打印机、自动身高体重仪、自助血压测量仪、快速血糖仪、腰围尺、宣教影像设施及宣教资料，并配备电子叫号系统、自助挂号机等。②诊中配置电脑、打印机、诊疗桌、诊疗椅、诊察床、洗手设施等，配备诊间结算系统等。特殊检查室配有免扩瞳眼底照相仪、简易肺功能检测仪、心电图机、人

体体质分析仪、中医体质辨识仪、骨密度检测仪、肌电图与诱发电位仪、糖尿病足诊断筛查箱8项。慢性病一体化门诊的建成，进一步促进对慢性病及并发症筛查标准化和诊疗规范化，通过诊前、诊中、诊后管理，建立起医防融合、智能共享的协同机制，实现对慢性病诊、检、筛、治、管的一站式服务。

（五）整合医共体资源，提升糖尿病诊疗能力

依托医共体医疗资源优势，积极向上对接，开展多学科、多渠道合作帮扶，让优质医疗资源下沉，安排医共体专家定期在慢性病一体化门诊坐诊，让群众在"家门口"就能挂上专家号；同时，下沉专家发挥"传帮带"作用，通过多途径、全方位深化帮扶，有效提高基层医疗卫生机构的医疗技术水平和能力。同时，利用医共体的优势，严格按照制度和流程开展慢性病双向转诊。截至2023年底，完成慢性病双向转诊989人，其中，糖尿病患者374人。

二、工作成效

（一）促进了糖尿病管理模式的转变

自慢性病一体化门诊实施以来，中心开拓创新、多措并举，实现糖尿病综合管理三大转变，即由各科室分散诊

疗转变为集中诊疗；由全科医生接诊为主转变为慢性病专科医生接诊为主；由集中随访和电话随访为主转变为门诊随访为主。服务模式的转变让糖尿病管理流程更加顺畅、就诊更加方便、随访更加高效。

（二）提升了糖尿病专科专病诊疗能力

莼湖街道社区卫生服务中心糖尿病专科门诊成立以来，慢性病药品种类储备充足，医生专病诊疗能力大幅度提升。糖尿病专科门诊量从刚成立的日均不足10人次，增长到2023年日均门诊量突破70余人次，医疗收入同比提高25%。

（三）打造出糖尿病管理区域品牌

莼湖街道社区卫生服务中心先后荣获"宁波市基层特色专科"称号，入选浙东地区糖尿病专科联盟成员单位、宁波市高血压专病工作室示范基地。糖尿病工作室家庭医生服务团队荣获"浙江省家医党员先锋团队"等称号。莼湖街道社区卫生服务中心已开展多项糖尿病相关课题研究，发表学术论文4篇。吸引了10多家基层医疗卫生机构来莼湖街道社区卫生服务中心参观、学习和交流，糖尿病专科门诊的发展经验得到广泛传播和推广。

案例6

创新引领，多措并举，探索高原地区糖尿病防控新模式

青海大学医学部、海西州格尔木市疾病预防控制中心

　　青藏高原是中国重要的生态屏障，生态移民政策是实施高原生态建设的重要举措。然而，生态移民及随之而来的城镇化会改变高原牧区居民原有的生活习惯和饮食模式，增加了糖尿病患病风险。格尔木市作为国家慢性病综合防控示范区，立足青藏高原地区特色，创新引领，多措并举，探索建立以"医防融合、基层赋能"为导向的高原糖尿病防控的新模式。

　　2004年，为保护脆弱的草原生态，青海省海西蒙古族藏族自治州格尔木市唐古拉山镇（以下简称"唐镇"）6个牧业村的128户藏族牧民，告别世代居住的草原，迁往420千米外格尔木市南郊新建的长江源村定居点。

　　生态移民后的城镇环境使牧民更容易获得多样化的食物，而年轻人对高油、高糖、高盐的加工食品日趋青睐。在饮食模式转变期，牧民们面临营养不良与营养过剩双重

负担，糖尿病患病率迅速升高。社区调查显示，成人糖尿病标化患病率从2018年的6.0%升高至2022年的10.0%。该地区居民受教育程度低、汉语能力有限、健康素养不足，居民对糖尿病的认知度不高，糖尿病健康管理意识薄弱。同时，基层医务人员缺乏糖尿病预防、诊断和治疗基础知识，糖尿病基层管理能力不高。

近年来，在青海省政府和相关卫生部门的指导下，格尔木市政府立足高原特色，向唐镇引入由爱德基金会、中国营养学会肥胖防控分会、西安交通大学全球健康研究院、青海大学医学部、青海省营养学会、青海省卫生发展研究中心组建的糖尿病防控优秀团队，与市疾病控制中心、市医疗卫生机构紧密合作，先后在唐镇开展了乡村医疗社区健康行项目、"乡村振兴·健康生活"健康促进项目、高原慢性病防控创新模式研究及示范项目等。通过多方专业团队对糖尿病个体或群体健康状况及影响健康的危险因素进行全面检测、评估、有效干预及连续跟踪服务，为解决资源匮乏地区糖尿病防治问题提供了新的思路和行动方案。

一、主要做法

（一）坚持政府主导，强化部门联动和协同

1. 坚持政府主导　按照省委"一优两高"（坚持生态

保护优先，推动高质量发展，创造高品质生活）的安排部署，由政府出资修建活动广场、安装健身器材等，创造健康生活环境，充分满足居民的运动健康需求，激发居民的运动热情，倡导健康文明的生活方式，助力高血压、糖尿病等慢性病的一级预防。

2. 完善糖尿病防治服务体系 建立糖尿病防治中心和技术指导平台，同时成立以副市长为组长的糖尿病综合防控领导小组，建立部门分工协作机制、联络员制度和联席会议工作制度，每年至少召开4次联络员会议，加强部门间信息交流与合作，协调解决糖尿病防控重点问题。

3. 加强多方协作 省政府及海西蒙古族藏族自治州政府将糖尿病防治列入经济社会发展规划，省、市卫生部门负责实施糖尿病防控规划及开展监督。格尔木市人民医院、中医院和市疾病预防控制中心组建慢性病防控专家团队，对基层开展定期巡回服务、"订单式"培训和"点单式"指导。同时，联合高校、基金会及其他部门共同开展格尔木市糖尿病防治人才培养和糖尿病防控成效监测评估。

（二）培养糖尿病专业团队，提升能力

1. 由下而上，加强人才队伍建设，赋能基层 由上级医院医生、疾病预防控制机构专业技术人员及包含中藏医师在内的基层医务人员和乡村医生组建的专业家庭医生团队，形成"上级指导、基层管理"的糖尿病患者管理模式。

2. "医防融合"实现预防和治疗共建共享　首先，省、州、市疾病防控机构及格尔木市人民医院均设立了糖尿病防控机构，负责对基层医疗卫生机构进行技术指导和培训，使医疗卫生机构的医疗服务与疾病防控机构的预防服务在糖尿病管理中形成"医防融合"合力，提升基层糖尿病管理能力：①在能力培养上，要求专科医生掌握健康教育、健康干预意识和能力，公卫医生掌握慢性病基本治疗原则；②在管理服务上，要求专科医生负责日常患者门诊随访、用药指导等，根据患者实际健康状况提供有针对性的健康干预和指导。公卫医生对在管及新发患者进行日常健康管理，及时更新健康档案信息，定期进行电话随访，专科医生和公卫医生以团队服务的形式实现预防、发现、治疗、随访、健康管理全周期、全过程连续服务。

3. 自上而下，让优质资源下沉基层，实现医疗资源均等化　格尔木市人民医院组建帮扶团队定期到基层医疗卫生机构坐诊，解决糖尿病患者的健康问题，指导、提升基层医务人员糖尿病诊疗水平。

4. 融入地方特色，提升基层医疗服务能力　省政府出资建设藏医馆，并对乡镇卫生院及村卫生室等进行标准化改造，为群众提供特色的中藏医药服务。积极探索中藏医药在糖尿病防控中的应用，将中藏医饮食疗法、生活起居疗法和药物疗法融入糖尿病患者管理之中。

（三）加强健康教育，培育居民"未病先防"意识

1. 邀请青海大学医学部专业团队在基于当地传统和习俗基础上开展食物供给消费调查、母婴营养知识调查，并创作藏汉双语科普作品《高地胚芽——青藏高原母婴营养教程绘本》。该作品以全生命周期视角开展糖尿病及相关慢性病的防控，在唐镇成功应用的基础上，向青海省藏族农牧区推广。

2. 利用社会资源开展糖尿病健康教育和筛查。2018年，格尔木市政府积极引入爱德基金会"乡村医疗计划"项目，为唐镇居民免费定制健康医疗项目，包括糖尿病筛查、健康教育及免费药物。

3. 制订年度糖尿病健康教育与促进传播计划，在当地主流媒体和公共场所设置藏汉双语宣传专栏和广告牌；在活动广场、农贸市场等居民聚集区摆放宣传展板、悬挂横幅。建在基层的藏医馆结合地区特色，以居民喜闻乐见的方式开展糖尿病宣传教育，以亲民的价格和优质的服务增强了当地居民的用药依从性。

4. 发放"健康大礼包"和宣传彩页，在镇文化馆配备糖尿病相关书籍方便牧民群众借阅，营造良好的健康环境。

5. 定期邀请专家开展糖尿病防治及管理方面的讲座，

并组织志愿者到居民家中开展"送健康服务"和健康咨询。通过开展多种途径健康教育，加强全民参与，培育居民未病先防意识。

（四）利用信息化技术支持，实施糖尿病精准防控

1. 建立数据平台，落地个性化糖尿病干预项目　①由专业团队利用数字健康手段，将大数据和个性化糖尿病干预项目落地唐镇，并开展糖尿病疾病负担、危险因素及健康风险综合评估，建立服务于牧区的糖尿病管理大数据信息平台；②基于信息平台，明确糖尿病防控重点人群，探索个性化干预需求，构建个性化干预技术包，线上线下结合，开展过程评估，并持续完善；③对当地医疗工作人员和社区居民持续开展数字健康素养培训，提升其应用数字信息技术改善糖尿病管理水平，缩小不同地区、人群间的健康"数字鸿沟"挑战。

2. 结合多数据源健康数据，实施精准防控　格尔木市疾控中心建立的慢性病监测系统，为开展糖尿病综合防控提供可靠的数据信息基础。家庭医生依托《国家基本公共卫生服务规范》（第三版）建立糖尿病患者电子档案，并定期随访。以上门服务、电话随访等多种形式为群众提供服务，实现患者个人健康信息及时更新和糖尿病精准防控。

二、工作成效

（一）提高了当地居民的健康水平

近年来，在多部门帮扶下，立足医防融合，通过一系列的举措，有效遏制了糖尿病患病率升高的趋势，居民健康档案建档率持续稳定在98.5%以上，重点慢性病患者家庭医生签约率始终保持在100%，糖尿病患者规范管理率和血糖控制率稳中有升。

（二）提升了基层糖尿病管理能力

已建成的中蒙藏医馆帮助当地居民实现了"花小钱，保健康"的愿望，增强了糖尿病患者就医和管理的依从性，在糖尿病基层防治中发挥了关键作用。同时，通过上级帮扶、定期培训，使基层医务人员服务能力得到进一步提升，实现了糖尿病患者的治疗规范化和服务精准化，提升了唐镇基层糖尿病管理能力。

（三）转变了居民健康管理观念

通过多途径、多样化的宣传教育，居民进一步了解不良生活习惯和饮食结构对健康的危害，加深了对糖尿病及其危险因素的认知，转变了健康管理观念，意识到"个人是自己健康的第一责任人"。患者主动就医积极性被进一步激发，配合基层医生主动改变自身行为的数量显著增加。

（四）提高了糖尿病基层管理的工作效能

利用大数据和信息技术支持，加强多部门间信息互通，实现了对糖尿病患者动态管理。通过信息化和网络化管理，全面、精准、连续地了解糖尿病患者情况，及时给予干预和治疗。大数据和信息技术的应用提高了糖尿病基层管理的效率，在节省患者时间的同时为他们提供了更加便捷的服务。

第四部分

信息化引领，探索县域糖尿病健康管理医防融合新模式

以"数字化、智慧化"为依托，打通糖尿病患者健康管理"最后一公里"

浙江省杭州市萧山区卫生健康局

浙江省杭州市萧山区作为省内唯一一个常住人口超200万的区，在卫生健康领域面临诸多挑战，糖尿病等慢性病成为制约辖区居民健康预期寿命提高的重要因素。近年来，萧山区立足新发展阶段，以国家慢性病综合防控示范区建设为契机，以群众需求为导向，以补偿机制改革为抓手，以"数字化、智慧化"为依托，打通糖尿病患者健康管理"最后一公里"，打造医防融合、系统连续、优质高效的糖尿病患者健康管理服务模式，切实维护了辖区群众身体健康。

一、主要做法

（一）政策引领，统筹推进

1. 深化补偿机制改革，调整糖尿病管理购买当量
为落实《浙江省卫生健康委员会 浙江省财政厅 浙江省医疗保障局关于加强高血压糖尿病全周期健康管理推进分级诊疗改革的通知》（浙卫发〔2020〕28号）要求，以糖尿病等慢性病健康管理为突破口，引导慢性病患者在基层就诊和健康管理。2022年，出台《关于进一步做好高血压糖尿病全周期健康管理推进分级诊疗改革的实施方案》（拱卫〔2022〕188号），深化基层医疗卫生机构补偿机制改革，切实落实财政资金按标化工作当量确定的财政付费标准和工作当量等购买，在标化工作当量财政付费标准维持相对固定的基础上，细化糖尿病健康管理当量项目，新增糖尿病患者年度体检评估2当量/人次、一体化门诊就诊1.5当量/人次，提高糖尿病患者预约转诊0.2当量/人次，充分调动基层医疗卫生机构和医务人员的积极性和主动性。

2. 落实工作保障，推进慢性病一体化门诊建设　为切实将基层慢性病诊疗和全周期健康管理理念落实到具体工作中，萧山区坚持流程重塑、主动管理，加大力度推进慢

性病一体化门诊建设，将其列入健康萧山建设考核指标体系，加强对各镇街（场）的考核。各级政府落实建设主体责任，加大财政投入力度，对于慢性病一体化门诊，区级财政按照每建成一个予以30万元的标准奖补。将慢性病一体化门诊建设列入医共体绩效考核指标体系，并作为社区卫生服务中心申报创建"优质服务基层行活动"推荐标准区级初评的前置条件，推动实现3年内规范化慢性病一体化门诊基本全覆盖。

3. 明确诊疗和管理路径，规范服务流程　为提升糖尿病患者管理服务规范化、同质化水平，萧山区卫生健康局以《国家基层糖尿病防治管理指南（2022）》为依据，推动慢性病一体化门诊信息系统提档升级，在原有门诊系统中嵌入"医防融合协同平台"，智能采集电子健康档案、HIS、LIS、影像存储与传输系统（picture archiving and communication system，PACS）等系统信息，实现慢性病路径化智能管理。诊前，自动采集体征数据、进行主动健康问卷及自动加载前一次随访信息等；诊中，路径化管理、健康处方打印、诊间随访（利用卫生健康数据平台提醒居民完成检查、检验及药物调整等，以及下次就诊预约）等；诊后，按慢性病管理规范要求完成随访内容审核，随访数据同步上传至患者健康档案。糖尿病患者诊疗和管理辖区内横向同质化、规范化水平不断提升，与上级医院临床诊疗纵向同质化差距不断缩小。

（二）数字赋能，智慧服务

1. 健康大数据赋能，让基层医疗卫生机构"活"起来

围绕糖尿病等慢性病患者健康服务高频、个性化需求，数字赋能慢性病精细化管理。先后印发《关于萧山区打造共同富裕新标杆"健康大脑"示范项目"小病慢性病不出村"改革工作方案的通知》（萧卫健发〔2022〕28号）、《杭州市萧山区"慢病配药不出村"实施方案》（萧卫健发〔2022〕58号）等文件，出台制度规范33项，重构医疗服务、公共卫生服务、医保结算流程，通过"健康大脑＋智慧医疗"赋能基层，依托各社区卫生服务中心（站），全力打造以慢性病配药、监测服务、常规检验、入院办理、康复护理五个服务为主的"小病慢性病不出村（社）"一站式全程健康服务体系，向糖尿病患者在内的居民提供适宜、符合其需求的健康服务，打通基层群众获得医疗卫生服务"最后一公里"。

2022年，常规检验村站覆盖率达100%；站点可配药品的品类提升至573%，回流基层配药2.7万余人次；4791张区级医院床位纳入"入院不出村"管理系统，服务5897人次；为3353例患者提供上门康护服务，平均缩短患者康复就诊时间3小时。

2. "健康大脑"助力舒心就医，让居民感受"好"起来 通过在站点设立血压、血糖自助监测点和对重点人群投放智能穿戴设备的方式，"健康大脑"自动采集数据，建立慢性病风险预警模型。"健康大脑"风险预警后，家庭医生、全科医生、专科医生三级联动，村站检验、上级评估、村站入院办理、"家全专"协同村站完成出院后护理康复，实现一站式服务，避免患者就医重复跑、多头跑。同时，在推进"慢性病配药不出村"服务的同时，加强互联网医院建设，网上提供问诊、处方开药服务，老百姓通过掌上医保移动支付，轻轻一点药品便可配送到家，切实提升居民就医的感受度和满意度。

2022年，全区270多个站点设备、744套个人穿戴设备数据接入，AI预警干预19.1万人次。

3. 智慧应用配套进社区，让基层服务效能"高"起来

在各社区卫生服务中心（站）推广使用由多模态语音输入法系统、AI辅助诊疗系统、家庭智能语音随访系统、AI慢性病管理系统四大应用系统组成的AI系统。多模态语音输入法系统语音输入快速、便捷；AI辅助诊疗系统有电子病历提醒、诊断提示、检查项目提示、用药提示和医学知识库五大功能；家庭智能语音随访系统帮助基层医生进行慢性病管理，协助医生对签约居民和患者进行批量电话随访，自动收集和分析随访结果信息，提供短信通知、随访、健康指导、满意度调查等服务；AI慢性病管理系统通过可移动穿戴设备，对慢性病人群进行AI健康管理服务，既方便了基层群众，又提升了基层医疗卫生机构工作效率和医疗质量。

二、工作成效

（一）构建起"数字化、智慧化"糖尿病管理模式

萧山区始终坚持以人民健康为中心，不断健全基层医疗卫生机构绩效考核、基本公共卫生服务项目绩效评价、家庭医生签约服务绩效考核激励机制，将糖尿病患者规范管理率、血糖控制率作为重要考核依据，坚持日常监测与定期考核相结合，充分发挥绩效考核"指挥棒"作用，提高服务质量。

每季度区级对基层医疗卫生机构糖尿病患者随访的规范性、真实性等进行核实和现场督导；医共体牵头医院每季度对基层分院糖尿病管理工作开展督导和绩效考核，坚持优绩优酬。同时，加强区级数据监测和分析，通过"数据流"反映辖区各社区卫生服务中心糖尿病患者转诊、签约、纳管、随访规范性和真实性、体检进度、健康知识知晓率及满意度等环节，不定期通报和晾晒数据，并及时指导各单位结合实际情况，对发现问题实施"清单式"管理，倒排时间节点，推进糖尿病患者管理服务提质扩面，推进基本医疗、基本公共卫生和家庭医生签约服务协同发展。

（二）糖尿病患者下沉基层、管理成效显著

2022年，萧山区糖尿病患者家庭医生签约服务46 233人，较上一年度增加1507人；糖尿病患者基本公共卫生服务当量188.4万，较2021年的163.7万提高了15.1%；签约的糖尿病患者在基层医疗卫生机构门、急诊就诊人次数较上一年增长28 248人次，增长率为6.3%；糖尿病患者基层规范管理率稳定在62%以上，全区25家社区卫生服务中心血糖控制率均稳定在40%以上；稳定期糖尿病患者在二级及以上医院门诊就诊占比下降，糖尿病并发症发病率有所降低，患者满意度达90.1%以上。

案例2

医疗卫生共同体模式下"九驾马车"护航糖尿病，全周期闭环管理

浙江省湖州市南浔区菱湖人民医院

　　浙江省湖州市南浔区第二医疗集团（以下简称"集团"），是以菱湖人民医院为牵头单位，下辖菱湖镇、和孚镇、千金镇、石淙镇4家卫生院组成的紧密型县域医共体。近年来，集团积极探索慢性病管理与数字转型的深度耦合，并融入"集约高效·健康共赢"的集团战略目标，按照需求导向、优化流程、重塑服务、引领方向四个阶段，通过"九驾马车"，即分级体检模式、AI助手、指挥调度中心、云端记录、智能监测、让利机制、数智绩效、全专联合门诊及健康宣教为糖尿病人群护航，实现全周期闭环管理，全面提高糖尿病管理的成效和居民健康获得感。

一、主要做法

（一）信息化赋能，提升糖尿病患者管理基础及技术

1. **"分级体检模式"实现精准筛查管理，保证覆盖广度**　依托"互联网＋医共体平台"为载体，由集团各专科管理团队精准分析辖区重点疾病谱，向签约重点人群提供免费"居民健康体检"升级版（在健康体检基础上加入针对心脑血管慢性病筛查项目）；升级改造区域健康体检系统，实施区-镇-村分级健康筛查，流动体检车作为行动不便居民的合理补充，由集团健康管理中心统一整合数据并出具综合评估报告，大幅提高了糖尿病检出率和后续管理率。

2. **"AI助手"助力诊间路径化管理，保证过程完整**辖区内各层级医疗机构糖尿病专科门诊全部实施AI助手贯通管理来推进医防融合。凭有效证件读取身份信息判断（禁止输入信息）-诊前自助检测（含健康问卷、中医体质辨识）-诊中全面评估（智能抓取最近健康数据，利用上海交通大学慢性病风险指数评估模型生成评估报告）-诊后智能干预（自动匹配上海交通大学健康教育处方实施精准个性化干预）-整合数据推送（诊疗全过程信息按需推动到慢性病随访模块）全程路径化管理，其中，评估为红

色则自动转入双向转诊平台，实施转诊管理；评估为黄色则AI助手自动提示指导进一步检查诊疗等服务。联通云诊室、移动诊疗车等设施设备，全部接入AI助手，固化糖尿病诊疗全过程，提升管理规范性。

3. "指挥调度中心"实施任务清单管理，保证随访及时 为及时动态掌握辖区内糖尿病分级随访闭环管理，将糖尿病定期随访提醒功能自动接入医共体指挥调度中心，由调度中心以服务站为单位建立近期随访任务清单，并批量派单给责任医生，开发个人任务模块并移植到浙政钉客户端，全面展示各阶段糖尿病随访任务节点数据及完成情况，包括派单、执行、完成、超时等提醒，随访数据全部在浙政钉移动端完成。通过专业随访，增强患者自我康复意识，提高其遵医行为，降低慢性病共病的致残率、复发率，减少后遗症，提高生存质量。

（二）智能化赋能，强化糖尿病患者管理支撑

1. "云端记录"实现过程留痕管理，保证内容真实
持续拓展医共体指挥调度中心服务职能，将糖尿病随访（除诊间随访）过程数据上传云端，并实施私有化部署。把糖尿病随访模块嵌入移动端浙政钉业务工作台，上门随访必须同步完成浙政钉居家签到和上传随访照片；电话随访必须借助指挥调度中心坐席统一平台通话，通话内容全程记录在云端，确保随访过程可查询、可追溯，各级考核可

申诉有依据。

2. "智能监测"为居家管理赋能，保证监测便捷　对辖区内依从性较高的糖尿病签约居民免费提供智能居家监测设备，并开发基于血糖健康监测指标预警设置功能，当签约居民健康数据达到预警值时，自动触发生成预警工单推送到医共体指挥调度中心。值守医务人员调取居民健康档案、健康体检等个人信息，综合分析后通过呼叫中心发起语音通话，对确实存在健康风险并有诊疗需求的居民，派单家庭医生团队。

3. "数智绩效"让医生干在实处，保证工作主动　自主开发基于紧密型县域医共体架构下的基层绩效考核系统，引导医共体内各层级医务人员组建工作团队，全面开展全专协同，医防康护养融合服务。标化各层级医疗机构开展慢性病管理服务当量，量化激励推动卫生院、服务站和医院专科门诊协同开展慢性病分级管理，用当量数汇总直观评价每个岗位的服务绩效，可对比、可查询，提升员工的主观能动性。

（三）综合施策，助力糖尿病患者全周期管理

1. "全专联合门诊"带动医共体各成员单位防治能力提升，保证基层医疗服务能力　依托牵头医院内分泌专科，医共体总院组建专家团队，定期下沉至医共体内各院区"糖尿病全专科联合门诊"坐诊，以共同坐诊、讲课、病例

讨论等形式，规范糖尿病诊治，推广适宜技术，提升院区医务人员对糖尿病的规范诊治能力，同时解决基层患者看病难的问题。

2. "让利机制"让患者无费用焦虑，保证全程管理
利用签约居民医保门诊总额包干的契机，在医共体内建立分级免费监测随访机制，降低糖尿病患者经济负担。通过精准数据分析，将糖尿病患者进行分级管理，有严重并发症的患者由总院专科专管，免费提供门诊化验、心电图、超声等项目的检查，加重期由卫生院管、稳定期由服务站管，对糖尿病、高脂血症患者免费检查；建立"两慢病"免费用药目录，部分药品可以免费使用，全面实施AI助手辅助诊疗，在医共体各层级医疗机构内贯通数据形成管理闭环。

3. "健康宣教"实现从以"治病为中心"转向"以健康为中心"，保证管理成效　不断创新多样化的宣教方式，如情景剧、小品、科普小视频、讲座等，通过微信公众号、市/区级电视广播媒体、报纸，健康教育"五进"（进机关、进学校、进企业、进社区、进镇村）等多途径宣传，让宣教更好看、好听、好记、好用，努力提升人民群众的健康获得感和幸福感，树立健康观念、掌握健康知识、养成健康行为，从而预防疾病，促进健康，提高生活质量。

二、工作成效

（一）居民健康指标明显向好

集团对糖尿病患者实施"九驾马车"的糖尿病患者管理模式，对居民健康指标产生一定的积极结果。首先，糖尿病患者管理人数由2021年的5389人上升至2023年的5864人，增幅为8.81%。其次，居民空腹血糖＜7 mmol/L人数占比、血压＜140/80 mmHg人数占比、低密度脂蛋白胆固醇（low density lipoprotein cholesterol，LDL-C）＜1.8 mmol/L人数占比，2021年分别为59.69%、56.54%、24.35%，2023年分别为59.76%、63.41%、35.35%。糖尿病肾病人数占比从2021年的4.36%降至2023年的3.08%。2023年，对糖尿病患者开展糖化血红蛋白及糖尿病性视网膜病变检测，糖化血红蛋白（HbA1c＜7%）人数占比及糖尿病性视网膜病变人数占比分别为47.04%和8.62%。

（二）医共体内同质化管理，成效明显

集团在医共体内对4个院区进行同质化管理，2023年糖尿病患者规范管理率、血糖达标率、肾病筛查率和眼病筛查率分别为71.6%、61.8%、70.7%和19.8%，分别比2021年提高了0.9%、0.6%、6.8%和19.8%。

（三）基层医疗服务能力逐年提升

在"全专联合门诊"的带动下，基层医疗卫生服务能力得到大幅度提升，相关指标持续优化。截至2023年底，基层就诊率由2021年的69.3%上升至72.5%。2021年双向转诊中，上转人数为11 930人（上转率为5.8%）、下转人数为41人（下转率为0.5%）。2023年双向转诊中，上转人数为78 789人（上转率为20.8%）、下转人数为471人（下转率为3.6%），上转率、下转率分别提高了15.0%、3.1%。

（四）满意度持续提升

集团对全周期闭环管理的满意程度从方便程度、灵活程度、治疗方式、治疗能力进行评价，2023年，非常满意的居民占比为83.5%，相较于2021年的71.2%，提高了12.3%。2023年糖尿病主动参与家庭医生签约服务率从2021年的80%提升至100%，提高了20%。

案例3

探索县域医疗卫生共同体"两慢病"，全周期健康管理新路径

浙江省湖州市德清县卫生健康局

近年来，浙江省湖州市德清县以"两慢病"全周期健康管理为突破口，以"数字化改革"为契机，构建医防融合、连续服务和分级诊疗协同机制，实现"少生病、少生大病"和医保基金安全高效运行的目标。

一、主要做法

（一）强化部门协同政策保障机制

1. 民生实事助力慢性病全周期管理　2018年，浙江省率先实施高血压、糖尿病部分基本药物免费使用项目。2021年，新增3种高血压长效免费药品。2022年，又新增2种高血脂免费药品。免费用药患者累计达到3.1万人，财政共计投入1200余万元，真正实现慢性病免费用药"三高共管"，进一步提升老百姓的获得感和满意度。

2. **加强慢性病管理医保政策引导**　出台《德清县高血压糖尿病全周期健康管理推进分级诊疗改革实施方案》（德卫健〔2020〕37号）的通知，建立医共体医保总额预算、结余留用、合理超支分担等机制，形成以医保基金流向为主的医共体付费绩效考核，严格落实慢性病特殊病种管理制度。调整慢性病门诊统筹基金支付限额，城乡居民医疗保险参保人员从1500元提高到2300元，职工医保参保人员从1800元提高到2500元，退休人员为3000元。提高慢性病患者医保待遇后，医保基金预计每年将多支付350万元。城乡居民医疗保险、职工医保慢性病门诊综合保障率从47.8%和55.2%分别提升到62.0%和65.0%，从制度层面保障了"两慢病"改革有效推进。

3. **强化慢性病管理绩效考核和激励**　2019年，德清县作为浙江省第二批基层医疗卫生机构补偿机制改革试点县，在购买服务方面，当量向高血压、糖尿病等慢性病管理倾斜，并对电话随访、诊间随访和上门随访设置不同的工作当量，增加了慢性病连续处方、高血压糖尿病高危人群管理等服务项目，促使"两慢病"全周期健康管理的规范化和精细化。2022年，高血压糖尿病管理工作当量值较2019年提高了42.8%。县卫生健康行政部门每月通过第三方对各医疗机构高血压糖尿病随访真实性进行电话核实，每季度通过团队督导进行现场指导；每季度医共体运用基层医疗卫生机构绩效评价系统对基层医疗卫生机构慢性病随访管理工作开展督导和绩效考核，内容覆盖45个绩效考核指标（89个细化指标及186项基础业务数据集）。

（二）健全上下联动的慢性病服务体系

1. 夯实基层卫生网底建设　推进慢性病一体化门诊建设，基层医疗卫生机构重点打造"两慢病"患者诊前、诊中、诊后服务管理场景，以数字化建设为支撑，按照国家和省级相关工作指南和规范，完善慢性病诊疗和管理流程，制定慢性病一体化门诊一站式规范化服务模式，为患者提供快捷、高效、智能的全程连续医疗＋健康服务。全县卫生院慢性病一体化门诊覆盖率达75%。促进村卫生室提档升级，纳入德清县政府民生实事项目，共计投入5000余万元，将健康小屋、远程医疗、中医药适宜技术、康复治疗、"7S管理"等元素融入其中，打造"环境美、服务美、人文美"的现代化美丽村卫生室。目前，德清县已完成80家美丽村卫生室建设，美丽村卫生室建设覆盖率为61.7%。

2. 建立分级诊疗闭环管理系统　制定分级诊疗服务流程与双向转诊标准，基层医疗卫生机构全科医生负责"两慢病"患者的初步诊断，制定治疗方案，动员患者签约纳入分级诊疗服务，并建立慢性病专项档案，按照签约内容开展日常治疗、体检、健康管理。全科医生根据"两慢病"患者病情变化和转诊标准，如合并靶器官损害和多次治疗不达标等，及时通过分级诊疗平台将患者上转至上级医院。上级医院在接到转诊患者后对其进行门诊或住院诊治，将经治疗病情稳定、符合下转标准的患者，通过分级诊疗平台下转至基层医疗卫生机构继续就诊和管理。医共体牵头医院引领国家高血压达标中心项目，8家卫生院设立高血压达标分中心，认真做好双向转诊、继发性高血压筛查等工作，规范难治性高血压的治疗，逐步形成了疑难诊治在中心、慢性病管理在基层模式，实现"小病不出镇、大病不出县"的目标。

3. 优化医防融合工作模式　构建"3＋2＋N"的县域公共卫生工作格局。"3"即3家县级公共卫生机构（德清县疾病预防控制中心、德清县妇计中心、德清县卫生监督所），"2"即2个医共体牵头医院，"N"即多个医共体成员单位。县级公共卫生机构主动参与医共体内公共卫生重大决策、技术指导等。医共体均设立公共卫生管理部，统筹开展辖区签约服务、慢性病管理等工作。成立由临床专家和公共卫生专家共同参与的心脑血管疾病、糖尿病、肿瘤、慢性呼吸系统疾病等慢性病防治指导中心，牵头落实慢性病主动筛查、早诊早治项目，开展防治业务培训和指导。将慢性病、免疫规划、妇幼保健等公共卫生信息系统全面融入县域健康信息平台和居民电子健康档案建设，实现系统互联互通和数据共享与利用。通过机构融合、人员融合、信息系统融合，全力推进医防融合建设。

（三）完善数字赋能的慢性病管理应用

1. **深化慢性病防治管理决策分析**　在卫生健康数据互联互通、慢性病管理数据实现实时抓取应用的基础上，开展与高校科研平台深入交流合作。与复旦大学合作成立健康中国研究中心——德清合作中心，开展全人群健康评估工作，为加强慢性病管理决策提供依据。与浙江省疾病预防控制中心（浙江省公共卫生研究院）合作建立浙江省唯一的慢性病防治研究基地，探索构建符合实际的慢性病多源数据融合分析利用模式，探索慢性病防控适宜技术、策略及标准。慢性病队列研究、"两慢病"免费用药效果评估、中国农村社区队列人群血清代谢物与2型糖尿病发病风险及相关交互作用评价成功获批国家级科研课题项目。国家慢性病示范区支持推广平台项目——智能化慢病管理试点应用项目、浙江省大型自然人群队列建设研究项目也在德清县开展。

2. **建立量化的健康评估模型**　开展慢性病筛查、评估、管理和数据联通工作，与浙江省疾病预防控制中心、第三方信息公司合作利用大数据、物联网、互联网医疗等先进技术，依托国家慢性病防治指南，综合居民健康疾病状况、生活方式、家族遗传史等一系列数据建立算法模型，得出居民"健康指数"，实现县域内居民的健康情况量化评估。积极推广基于居家智能健康穿戴设备实现智慧化筛查、云诊室自助设备测量，监测数据实时上传区域 HIS 系统，构建"健康人群–高危人群–慢性病患者"全周期一体化健康管理闭环，形成医患互动的医防融合数字化管理新模式。

3. 发布"区域老年人'两慢病'监测地图" 县、镇、村三级实时监测区域内慢性病患者数量、分布情况、健康指数、健康管理系数及家庭医生工作负荷情况，准确、全面了解区域内慢性病发病及管理情况。搭建居家健康服务移动端，实现对慢性病患者健康行为动态监测，为患者提供个性化居家健康服务，如健康报告查看、健康干预、智能随访、健康宣教、居家监测等，提高患者的参与感，进而提高患者自我管理的依从性。慢性病患者异常情况通过短信、AI 语音等健康响铃的方式预警，使患者、医生尽快了解异常情况，尽早控制，形成医患互动的医防融合数字化管理新模式。2022 年，通过移动端全县智能检索健康画像 42 万份，慢性病线索 2227 条，待管患者 10 647 人，异常提醒 100 万次，转诊指征 865 条，转诊回复 3897 次，智能评估 5579 例，智能电话 6187 个，短信提醒 6685 次。

二、工作成效

（一）慢性病患者门诊就诊率提高

2022 年，"两慢病"患者在基层医疗卫生机构门诊的就诊率达到74.6%，同比提高了4.7%。

（二）慢性病规范管理率和控制率稳步提高

2022年，全县高血压患者规范管理率达73.3%，血压控制率达77.6%，分别比上一年提高了2.8%和11.8%；糖尿病患者规范管理率为74.5%，血糖控制率为56.7%，分别比上一年提高了3.1%和2.5%。

（三）医保基金使用效率提高

通过加强慢性病管理，做实医防融合，全县医保基金连续3年支出呈负增长，2020年、2021年、2022年医保基金分别结余1.3亿元、1.1亿元、1.0亿元，医保资金使用效率明显提高。

案例4

构建基层糖尿病医防协同健康管理新模式

浙江省湖州市长兴县人民医院

2020年，浙江省湖州市长兴县共报告糖尿病发病2375例，报告发病率为403.02/10万。长兴县利用紧密型医共体建设，通过政策支持、医防协同、数字化引领等措施，构建了医共体集团糖尿病防治上下协同、分级诊疗、全程健康管理新模式。

一、主要做法

（一）坚持政府主导，强化多部门联动

1. 坚持政府主导　根据浙江省卫生健康委员会、浙江省财政厅、浙江省医疗保障局《关于加强高血压糖尿病全周期健康管理推进分级诊疗改革的通知》（浙卫发〔2020〕28号）精神，长兴县将"两慢病"改革纳入长兴县委县政府"双提十攻坚"共富共享攻坚行动和卫生健康事业发展

"十四五"规划，列入共同富裕战略健康服务领域。成立县慢性病防治工作领导小组，将"两慢病"改革作为慢性病防控体系建设重要内容，加强对乡镇政府考核，强化政府主导责任。

2. 强化多部门联动　长兴县卫生健康局联合长兴县财政局、长兴县医疗保障局印发《长兴县"两慢病"全周期健康管理推进分级诊疗改革实施方案（试行）》（长卫健发〔2020〕131号），合力推进实施。落实基层门诊慢性病医疗费报销优惠政策，基层门诊糖尿病医疗费报销比例由原来的55%提高至60%，经备案糖尿病患者基本医疗保险门诊统筹额度在每年1500元的基础上再增加1100元。以医共体集团为单位，试点实施城乡居民医保"两慢病"患者按人头总额预算改革；细化"两慢病"随访当量，新增高危人群、专科随访及65岁以下"两慢病"体检服务工作当量。

（二）推进紧密型县域医共体建设，助力糖尿病分级诊疗

1. 加强分级诊疗，双向转诊　成立长兴县糖尿病防治中心及糖尿病质量控制中心，由长兴县人民医院医共体集团总院内分泌科主任兼任中心主任，牵头制定《长兴县糖尿病分级诊疗技术方案》《长兴县糖尿病随访质量管理办法》，明确县、乡、村三级诊疗及双向转诊标准、糖尿病健康随访工作要求，加强培训与季度督导，在强化基层就诊的同时，做好双向转诊。

2. **加强全专联合，协同共管** 长兴县人民医院医共体集团建立全专科联合门诊62个、慢性病一体化门诊9个、联合病房9个，医共体集团专家定时定点到分院开展糖尿病全专科联合门诊、联合病房下沉服务，协同全科医生与家庭医生做好糖尿病患者治疗康复及健康管理。集团各分院规范开设慢性病一体化门诊，按标准配备自助监测、即时检验、B超、心电图、眼底检查等设备，为糖尿病患者提供"诊前-诊中-诊后"一站式规范服务，借助信息化实现与总院上下联动转诊。集团总院成立慢性病多学科联合门诊和宣教诊室，对基层上转的糖尿病高危患者加强多学科联合会诊，实行"一对一"专科宣教，通过"数字家医"微信小程序发送专科随访任务至家庭医生，由家庭医生完成跟踪访视，形成健康管理闭环。另外，集团药学部统一了糖尿病药品目录，加强用药培训及指导，保障患者的基层用药。

3. **组建三级网格化团队，促进医防深度融合** 针对基层糖尿病防治业务水平参差不齐，由乡镇（街道）政府牵头，成立以糖尿病、高血压为主的慢性病网格化健康管理团队102个，依托基层治理网格，开展健康管理分片包干。每个团队设网格长和一、二、三级网格员。

（1）网格长：由乡镇政府社会事务办人员、医共体集团领导、乡镇卫生院班子成员担任，负责网格化管理工作计划的制订、工作推进，加强与村（居）民委会联络，充分利用户主大会、党员大会等有效载体，深入推进糖尿病网格化管理工作。

（2）一级网格员：由乡镇卫生院中层干部担任，负责具体工作实施，动态掌握责任片区工作推进情况，针对辖区糖尿病人群主要健康问题，提出建设性意见。

（3）二级网格员：由集团总院糖尿病专科医生、分院全科医生及社区护士等担任，负责指导村（社区）卫生服务站规范诊疗，协助开展糖尿病筛查与患者转诊，参与糖尿病患者面访、家庭随访及健康教育等工作；做好糖尿病患者专科健康评估，制定诊疗方案，跟踪方案落实情况，保障信息畅通共享。

（4）三级网格员：由村社区干部、健康志愿者及社区家庭医生担任，家庭医生负责落实网格化健康管理具体工作，全面掌握辖区居民健康状况，通过村级户主大会等载体做年度健康专题报告；村社区干部及健康志愿者负责带队走村入户，开展健康排摸、宣传动员，协助网格化管理工作开展。

网格化管理团队根据健康大数据筛查＋调查排摸＋农民体检结果，建立以糖尿病为主的慢性病人群、困难人群、体检异常人群、普通人群四张清单，做好分类动态管理。糖尿病人群经综合评估后分为高危、中危、低危，纳入县、乡、村三级健康管理，对困难人群提供上门服务，对体检异常人群提供专科面访及转诊服务，对普通人群按照《国家基本公共卫生服务规范》(第三版)《浙江省基本公共卫生服务规范》(第四版)要求做好健康管理。

（三）加强糖尿病专科建设，实行集团内同质化管理

1. **成立慢性病管理教育学院，提升基层慢性病防治能力** 长兴县人民医院医共体集团成立慢性病管理教育学院，制定实施方案。强化对集团总院医务人员关于急危重症糖尿病患者的处理培训及考核，强化对集团分院医务人员关于普通糖尿病患者的规范诊疗用药、健康教育、急重症患者的识别、转诊等培训与考核，同时，抽调分院医务人员前往总院专科进修轮训，提升基层卫生人员的糖尿病防治专业水平。

2. **加强糖尿病专科能力建设，实施集团内同质化管理** 医共体集团通过外出进修、引进人才，加强糖尿病专科团队建设，提升学科区域辐射能力。按照长兴县糖尿病质量控制中心的要求，实施集团内同质化管理，全面做好全集团内血糖管理。①规范日常诊疗行为：对病区糖尿病患者统一规范胰岛素注射及口服药物规范使用依从性措施。②加强营养支持：与营养科及营养食堂合作，按个体化制定进餐热量，为住院患者制定和发放糖尿病膳食，以达到血糖控制效果。③开展多元化、多形式的主动健康教育服

务：对所有住院患者进行面对面健康宣教，包括饮食、运动、心理、用药等糖尿病防治相关内容；对于糖尿病高危人群，由服务站的家庭医生实施定期随访、健康讲座，开展以肥胖、不健康饮食、运动不足为重点的健康干预，降低糖尿病发病风险；每季度开展一次糖尿病俱乐部活动；加强视频、科普手册、微信公众号等多途径糖尿病防治知识宣传；病区设立健康运动室，鼓励患者积极参与运动锻炼，改善血糖控制情况。结合云公共卫生信息系统，推进医疗处方和健康教育"双处方"制度，提高患者自我健康管理。④加强有效沟通：医患、护患、医护之间温馨沟通，开展多种形式的"稳糖、降糖"活动，增进医护、医患之间关系和谐，促进血糖达标及让患者满意。⑤开展全院血糖管理：对筛查发现血糖水平较高的患者及时进行专科会诊，实行全院糖尿病患者同质化管理，规范糖尿病慢性并发症的筛查与诊治。

（四）数字化引领，助力全周期管理效能升级

1. 健康指数助力分级分类精准管理　发布长兴县地方技术性规范DJG330522/T 096—2021《"两慢病"健康指数评价技术规范》，利用健康指数进行糖尿病精准分级分类管理，结合每年居民健康体检结果与大数据智能测算模型，将社区糖尿病人群分为低危、中危、高危三大类，分别由家庭医生签约团队医生、卫生院全科医生、总院专科医生

进行管理。

2. "健康银行"开启健康管理新模式 开发"健康银行"信息系统，与临床诊疗HIS系统、居民健康档案互联互通，实时抓取分析居民健康数据，开展针对性健康管理。居民注册后，通过参与体育锻炼、行为改善、健康知识培训、自我健康监测等活动获取"健康资产"，兑换健康服务产品，实现居民健康管理由"被人管"向"自己管"转变。

3. 持续推进区域化血糖管理 信息化助力糖尿病筛查。利用区域健康信息化平台，自动采集人群日常诊疗、血糖测量点监测、健康体检等血糖筛查信息，对高危人群进行口服葡萄糖耐量试验，规范开展糖尿病筛查、建档和纳入管理。

4. 信息化实现全院血糖统一管理 开发医共体集团总院的血糖管理系统对全院非内分泌科的血糖难控患者实现"一键"加入虚拟病房，由糖尿病专科医生统一进行同质化管理；通过低血糖预警支持系统及时处理低血糖并发症，有效提升非内分泌科患者的血糖达标率。完成医院标准化代谢性疾病管理中心建设，目前正筹备标准化代谢性疾病管理中心基层试点工作，探索医共体区域化血糖管理平台，实行血糖数据集中化管理。

二、工作成效

（一）糖尿病管理指标明显提升

2022年，县域糖尿病发病率为414.55/10万，较2015年降低了16.1%；在管糖尿病患者基层就诊率为92.7%，较2021年提高了5.3%；糖尿病下转人数较2021年提高了12.9%。18岁及以上糖尿病知晓率为55%；辖区糖尿病患者规范管理率为75.8%、控制率为62.1%；居民满意度为95.8%。

（二）糖尿病管理考核成绩优异

2022年，长兴县"糖尿病健康管理"模块在浙江省基本公共卫生服务项目绩效考核中获得满分，项目总分位列全省第二。糖尿病闭环健康管理作为"世界卫生组织西太地区年度报告"典型案例向全球推介。

案例5

利用移动互联网技术，实现基层糖尿病双重管理模式

浙江省绍兴市上虞人民医院

针对糖尿病患病率高（约11.2%）、基层医疗卫生人员数量少和能力不足、患者参与度低等问题，浙江省绍兴市上虞区人民医院（以下简称"医共体总院"）内分泌科通过多年实践探索，带领14家医共体分院首席糖尿病医生，摸索出具有上虞特色的基层糖尿病慢性病管理模式，即利用移动互联网技术、以县级医院为主导，依托基层医疗卫生服务实现慢性病患者的双重管理模式，有效整合上虞区医疗资源，促进患者、基层医疗卫生机构和县级医院三方有益可持续的糖尿病患者管理模式。

一、主要做法

（一）实现信息共享，构建组织架构

在上虞区卫生健康局支持下，由绍兴市上虞人民医院

牵头作为医共体总院，在其糖尿病管理中心基础上成立医共体糖尿病管理中心，实现医共体总院糖尿病数据库与医共体分院信息共享。首先，在医共体总院成立糖尿病技术专家管理团队，由内分泌专家组成，负责接收上转患者，制定相应的诊疗方案，同时，对基层分院医生进行定期培训、带教、监督、考核。其次，在医共体分院设置糖尿病首席医生，定期接受医共体总院专家的培训、跟诊任务。最后，由技术人员按管理要求整理所有糖尿病患者信息，通过移动管家互联网平台，以短信形式通知血糖控制未达标的糖尿病患者到医共体就诊，血糖控制达标的糖尿病患者由所属医共体分院复诊，专家团队及医共体分院首席医生接受相应任务。年终，卫生健康部门根据各分院所辖区域及管理患者的达标率及并发症发病率，分别对医共体分院与总院进行考核。

（二）利用移动互联网，简化管理步骤及节约管理成本

糖尿病管理中心通过信息化和移动互联网技术，推动糖尿病管理智能化和便捷化。医共体总院建立医共体糖尿病管理数据库，凡在医共体就诊的糖尿病患者，其糖尿病慢性病卡内容包括患者本人信息、监护人信息、在各个医共体分院就诊的用药情况及检验结果等均会被自动采集至医共体总院数据库中，实现区域内信息同步共享。通过上述措施，实现医共体各成员单位检验结果在同一数据库内

显示，数据统一互认，医共体总院医生可随时调阅患者在分院就诊的用药情况及检验结果，节约患者就诊等待时间，避免重复检查，简化诊疗步骤，同时节省了医保资金。医共体总院专科医生也可根据临床指南要求与病情需要增加随访项目，整理患者信息以Excel的文件形式导入互联网移动管家平台。依托互联网移动管家平台，以短信形式提醒患者来院检查，在数分钟内可发出上百条个性化短信至患者或监护人手机，在不增加人力成本的基础上管理更多的患者。对于依从性较差的患者，通过与其家属及家庭医生沟通，让家属、社区共同参与慢性病管理，依靠多重约束提高患者的依从性。

（三）上下分工明确，强化牵头医院与基层服务同质化

1. 基层医疗卫生机构建立糖尿病首席医生制度　糖尿病首席医生接受医共体总院专科培训，考核合格后才能诊治与管理社区糖尿病患者。医共体总院负责培养、监督医共体分院糖尿病首席医生，每季度组织业务学习，根据分院管辖地区的糖尿病达标率和未达标上转率进行考核、评优评先。

2. 专科医生下沉基层　医共体总院专科医生定期下沉至社区糖尿病慢性病一体化门诊坐诊，以"师带徒"形式指导基层医生。

3. 医共体总院与分院实现药品统一　避免因药品限制

而更改治疗方案，有效减少医疗资源浪费，实现了医共体总院与分院服务的同质化。

（四）改变服务模式，提升医患双方积极性与主动性

医共体总院医生通过数据共享模式，以短信形式提醒血糖控制不达标患者来医共体总院专科团队就诊，使患者更加便利地得到规范诊疗，发挥了区域中心专科医生在诊疗中的主观能动性。在患者检查后，专科医生制定相应的诊疗方案，待血糖达标后患者再下沉至基层继续随访，使患者长期处于区域专科医生和社区全科医生的双重管理下，促进区域专科医疗资源向更需要的患者倾斜，避免医疗资源的浪费。同时，该模式应用互联网技术有效解决了农村患者由于地理位置偏远，慢性病难以管理的问题，实现了医共体总院、分院与患者"三赢"。

（五）增加区域考核，提升业务水平

糖尿病首席医生须在医共体总院内分泌科接受培训并完成相应考核，其在学习期间的工资收入不低于工作期间的工资收入水平，绩效工资收入由区县财政补足。社区糖尿病首席医生在县级专科医生组织下，仍需定期学习，在基层医疗卫生机构糖尿病专科门诊坐诊（至少一周2次）。医共体总院专科团队也定期下沉至基层医疗卫生机构与社区糖尿病首席医生一起开展联合门诊。医共体总院专科医

生也可依托院内的数据总库，对数据库内的患者进行分区域总结，比较各区域的血糖控制达标率、并发症等情况。对达标率较低的基层医疗卫生机构进行重点关注，及早发现问题并给予针对性培训。

（六）有效考核，保障持续运行

卫生健康行政部门通过技术手段对医共体总院和分院进行定期考核，基于考核结果进行奖惩，推动改善管理效果和控制成本。考核主要依据糖尿病数据库年糖化血红蛋白达标率（HbA1c < 7%）及并发症发病率，按数值的高低对医共体分院糖尿病管理效果进行考核；依据医共体所辖的所有医疗机构管理的糖尿病患者年糖化血红蛋白达标率及并发症发生率对医共体总院进行考核。卫生健康行政部门依据考核结果对分院进行奖惩，同时依据医共体总院考核结果对糖尿病管理中心医生进行评优评先和职称晋升评审倾斜。随着糖尿病患者达标率的提高，并发症发病率的降低，医保支出相应减少，医保局、医共体总院、医共体分院及患者均获益。

二、工作成效

（一）糖尿病患者治疗达标率有效提升

将上虞区的3个自然村作为试点，5年随访数据显示，经过管理后，作为试点的3个自然村糖尿病治疗率从32.0%提高至52.0%，糖尿病达标率从34.0%提高至49.9%，均高于同期作为对照的3个自然村。

2022年数据显示，上虞区糖尿病患者的整体达标率为51.8%。对医共体所有透析的终末期糖尿病肾病患者病程进行回顾性分析后发现，2018年这部分患者从糖尿病发展至需要透析的时间平均为13.3年，2022年平均用时延长至15.8年；糖尿病肾病并发尿毒症须透析患者的年龄从61.5岁延后至68.7岁，糖尿病足大截肢患者的比例持续降低。糖尿病患者发生心脑血管意外的年龄从67.5岁延后至71.6岁。

（二）形成双重管理模式，医疗、医保和患者实现共赢

利用互联网技术、以医共体总院为核心，依托基层医疗卫生机构服务慢性病患者的双重管理模式从初具雏形到运行成熟，患者得到有效管理，医共体总院、基层医疗卫生机构、医保和患者实现多方共赢。医共体总院内分泌科通过与基层首席医生协作开展慢性病联合诊疗，不仅提升了自身服

务能力，被评为临床重点专科，还培养了基层人才队伍，提升了基层糖尿病管理能力。同时，打通了医院和基层医疗卫生机构的双向转诊渠道，构建了糖尿病一体化管理模式。此管理模式有效降低了糖尿病患者并发症发病率，不仅改善了患者的健康状况，还节约了医保资金的支出。

策划编辑：张　宇
责任编辑：周寇扣

县域慢性病管理能力提升
暨内分泌专科建设典型案例

中华医学
电子音像出版社

中华医学教育在线

中华医学
健康科普知识库

中华医学书屋

中华医学会
序号：1914 0479 57323

ISBN 978-7-83005-310-9

9 787830 053109 >

定价：70.00元

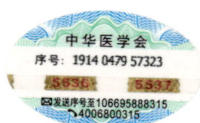